零極限
Zero Limits

創造健康、平靜與財富的夏威夷療法

The Secret Hawaiian System for Wealth, Health, Peace, and More

喬・維泰利、伊賀列卡拉・修・藍博士 著　宋馨蓉 譯

荷歐波諾波諾是一個深刻的禮物，讓個人與內在神性發展出一種有效的關係，並學會在每一刻尋求清理我們思想、言語和行爲裡的錯誤。這個方法的本質是自由，全然從過去解脫的自由。

—— 莫兒娜·納拉瑪庫·西蒙那

推薦序

讓生命有不一樣的改變

張德芬

「我愛你」「對不起」「請原諒我」「謝謝你」這幾句話，包含了解決我們人類內外在衝突的所有資源。隨著我自己靈性成長的進程開展，我眞的發現「懺悔」與「感恩」是兩個最重要的成長工具。

感恩是我們都知道的，可是，沒有了懺悔作基礎，感恩很可能會變成流於表面，甚至帶著優越感的虛應故事。而「由衷的懺悔」的力量卻是無比地強大，可以穿破一切恩怨情仇、糾葛不清的負面能量，讓感恩的正面光芒可以更加地光芒萬丈。而有了懺悔作後盾，我們才能眞正地做到所謂「寬恕他人」。

所以，不要小看了這幾句話，在讀這本書的字裡行間可以好好去體會它的深意，進而把它們落實在我們的生活中。一段時間之後，一定可以看到你的生命會有不一樣的改變！

（本文作者爲靈性作家）

推薦序

在神性中

許麗玲

收到這本書的譯稿時，心中有一種奇特的感動，同時也想起大約兩個月前所發生的一件事。那時有個朋友和我提到有一本心靈成長的暢銷書，書中提倡一個源自夏威夷土著古老傳統的心法，那心法十分簡單，卻具有強大的力量。朋友也只是簡單地說，這方法就是：無論遇到任何人、事、物，都請求原諒，並且心存感謝與愛。

就這樣?!當時聽了有些錯愕。不過，根據這幾年的心靈探索經驗，我明白簡單的事物當中往往具有極豐富的意義。因此，在錯愕之餘，我心裡還有著更多對於這心法所帶動的心靈力量的好奇。

那天晚上開著車子在回家的路上，一面想著朋友剛和我談過的奇妙心法：請求原諒、心存感謝，並且說：「我愛你！」突然，在那瞬間有個奇怪的感覺，好像有一股能量流輕輕穿過我的身體，不過那感覺十分輕微。我繼續開著車。車子經過淡金公路上的一個大彎道，我想起父親的靈骨塔就在這個彎道的右側山谷間，然後，對父親的思念開始占據心房。我忽然想起，雖然和父親之間的愛已在他去逝之前得到肯定，但是，我從沒對父親說過對不起及請求原諒。這念頭一起，只覺心中大慟，眼淚也潰堤而出。在那個巨大的感動之中，我體會到自己長久以來的生命模式及看待世界的角度改變了，那改變是因爲自有生命以來和這世界的互動所留下的印記，已被愛與諒解所消融。

拿到譯稿後，我詳細地一遍遍閱讀，每一次都會被修·藍博士的簡單語言所震撼。「爲一切負全部的責任！」這句話充滿了溫柔與堅定，如水流一般川流不息在每一個呼吸之間。從那個深刻的感動之後，我對生命的責任又多了一層了解：負責任指的不是某種處罰或是重擔，負責任指的是體會每一個生命情境，以及每一個來到眼前的事物，並且悟出這些事物在我們的心靈中所具有的意義。

所以，爲生命負責是對生命發出溫柔及堅定的愛。因爲那愛，我們會憶起自己來自神性，而與神性連結，並在神性中生活著，是每個生命共同的想望。消除記憶，以愛消除記憶，然後，我們會憶起自己——在神性中！

（本文作者爲宗教學博士、《老鷹的羽毛》作者）

contents 目錄

作者序

平靜的起始

我敬愛的莫兒娜．納拉瑪庫．西蒙那（Morrnah Nalamaku Simeona）——荷歐波諾波諾大我意識法（Self I-Dentity Ho'oponopono）的創始人及第一位導師——在她桌上貼了一張標語，上面寫著：「平靜從我開始」。

從一九八二年十二月，到命中注定的那一天（一九九二年二月，在德國的基爾辛海姆），我一直跟她一起工作、旅行，這期間，我見證了這超越一切理解的平靜。甚至當她躺在床上、被混亂圍繞著死去時，還是流露出那超越一切理解的平靜。

我很榮幸能在一九八二年十一月接受她的訓練，並在之後的十年跟隨在她身邊。從那時起，我一直在實行荷歐波諾波諾大我意識法。現在透過我的朋友喬．維泰利博士的幫助，這個訊息可以在全世界傳播開來，讓我很高興。但事實上，這個方法只需要透過我傳達給你，因爲我們都是合一的，而這一切都發生在內在。

伊賀列卡拉．修．藍博士

作者序

宇宙的祕密

我在二〇〇六年寫了一篇文章，標題是「世界上最奇特的治療師」，說的是一位心理學家在沒有面對面爲任何病人進行正式諮商的情況下，就治癒了整個院區患有精神疾病的罪犯，用的是一個來自夏威夷的神奇療法。關於他和他的治療法，在二〇〇四年以前我從來不曾聽說。我花了兩年時間才找到他，之後我向他學習那個方法，並寫了那篇出名的文章。

那篇文章橫掃網路世界。它被張貼在新聞群組，被各行各業的人以電子郵件寄給他們通訊錄上的朋友。我自己網站上的會員非常喜歡這篇文章，把它寄給成千上萬的人，這些收到的人又轉寄給自己的親朋好友。我估計大約有五百萬人讀過這篇文章。

每個看過文章的人都覺得難以置信。有些人覺得深受啓發，有些人則充滿懷疑，但所有人都想知道更多。這本書就是衆人的渴求和我個人探索的結果。

就算你已非常熟悉我之前的書《相信就可以做到》（*The Attractor Factor*）裡所說的

五個步驟，你可能還是無法理解我即將向你揭露的這個不可思議的洞見，至少無法在第一次閱讀時就了解。這個我即將分享給你的簡單方法可以解釋爲什麼我在不強求的情況下，還能彰顯一些巨大的成就。下面就是其中一些例子：

※我曾經連續十年跟南丁格爾—科南特集團洽談有聲書出版計畫，一直沒有結果。就在我放棄之後，《無恥行銷力量大》（*The Power of Outrageous Marketing*）這部有聲書就在該集團誕生了。

※我是如何在毫無計畫的情況下，一步步從無家可歸，到貧困潦倒，到努力寫作，到有作品出版，然後作品變成暢銷書，最後成爲網路行銷大師的？

※我想要「吸引」一輛BMW Z3跑車的渴望，啓發了我一個從來沒人想過的網路行銷點子——它讓我在一天之內賺到了兩萬兩千五百美元，然後在大約一年之內賺進二十五萬美元。

※在我經歷破產又離婚的低潮時，我想要在德州的丘陵地帶買個房子，搬進去住。這個渴望引導我創立一個一天賺進五萬美元的新事業。

※當我放棄減重，敞開心胸接受一個滿足欲望的新方法時，反而減掉了的三十六公斤。

※我想要成爲暢銷書榜第一名的作家，這個渴望讓我寫出一本排行第一名的暢銷書——這本書根本不在我的計畫之內，甚至並非出於我的點子。

※我出現在熱門電影《祕密》裡面，這件事是在沒有乞求、沒有懇請、沒有企圖，也沒有故意安排之下就發生的。

※我從來沒想過我會在二〇〇六年十一月和二〇〇七年三月去上賴利．金的現場節目。

※當我在寫這些文字時，好萊塢的大人物們正在討論要把我的書《相信就可以做到》拍成電影，另外還有人正在討論要製作一個我專屬的電視節目。

這份清單還可以繼續列下去，不過你應該看得出來，我的生命中發生了很多奇蹟。

但是這些奇蹟爲什麼會發生？

我曾經無家可歸，現在我卻成了暢銷書作家、網路名人和千萬富翁。

到底發生了什麼，讓我創造了這些成功？

沒錯，我追求我的夢想。

沒錯，我採取行動。

沒錯，我努力不懈。

可是，不還是有許多人同樣做了這些事，卻依然無法成功嗎？

這中間有什麼差異呢？

如果你以評論分析的眼光來看我的成就清單，你也許會發現，這中間沒有一件事是由我直接創造的。事實上，它們的共同點就是都有一種神性的精神在做計畫，而我有時候只是不情願地參與其中。

讓我換一個說法：在我發現了那個神奇的夏威夷治療師並學會他的方法後，它深深地影響了我在二〇〇六年底舉辦的「超越彰顯」研討會。在研討會中，我要求每個人列出所有他們知道可以顯化或吸引事物來到他們生命中的方法。他們提到肯定句、觀想、意念、身體覺知法、預想你想要的東西、編寫劇本、情緒釋放技巧或經絡拳的感官復甦技術，還有許多其他方法。等到每個人都列舉出所有他們能夠想到讓他們創造自我實相的方法後，我問道：「這些方法是否總是有效、毫無例外呢？」

每個人都同意這些方法並非總是管用。

「那為什麼不管用呢？」我問他們。

沒人能說出肯定的答案。

之後，我跟所有人分享我的看法：

「因為那些方法都有限制。」我說道。「它們都是你心智的玩具，讓你以為是你在作主。事實上，作主的並不是你，而且只有在你放掉那些玩具，並相信你的內在有個沒有極限的地方時，眞正的奇蹟才會來到。」

接著我告訴他們，你生命中要到達的地方是在這些玩具之後，也就是在喋喋不休的大腦之後，在那裡，我們與所謂的神性同在。我繼續解釋，生命至少有三個階段，一開始你認爲你是受害者，接著你會認爲你是自己生命的創造者，最後——如果你很幸運——你將成爲神性的使者。在這最後階段（稍後我會在書裡面討論這個階段），奇蹟會發生，而且你幾乎不必試圖做些什麼。

我訪問過一位目標設定專家。這位專家寫了十幾本書，銷售上百萬冊。他知道如何教別人設定目標，而他的哲學大多以懷著強烈渴望去達成目標爲中心，但這樣的策略並不完整。我問他，如果有人根本找不到設定目標的動機，更別說實現了，他會怎麼建議？

「如果我知道答案，」他說，「我就可以解決這世界上大部分的問題了。」

他認爲你必須對實現目標懷有強烈的渴望；如果你沒有，你就無法保持所需的紀律，以專注並努力達成目標。

「但假使你的渴望不夠強烈呢？」我問。

「那你就達不到你的目標。」

「你要如何讓自己擁有強烈的渴望或動機呢？」

他啞口無言了。

這就是問題所在。在某個時刻，那些自我幫助和目標設定的方法都會失效。這些方法突然碰上一個令人困擾的事實：如果一個人尚未準備好要達成某件事，他便無法保持那份把目標顯化成實相所需的能量。他們會放棄。每個人都有過在一月一號下定決心，在一月二號就忘得一乾二淨的經驗。也就是說，雖然有正面的意念，但是更深層的某些東西並沒有和意識上的渴望達成一致。

那麼，你該如何處理更深層裡面、那個並不「飢渴」的狀態呢？

這就是你將在本書中學到的夏威夷療法派上用場的時候了。它能幫助你清理無意識，也就是障礙存在的地方，也幫助你消除那些阻礙你達成渴望的隱藏程式，不論你渴求的是健康、財富或快樂等等。而這一切都發生在你之內。

我稍後將在書中解釋這一切。現在，請仔細想想下面這段話：

丹麥作家陶．諾瑞錢德（Tor Norretranders）的著作《使用者的錯覺》（*The User Illusion*）中有一句話，總結了你將坐上的心理雲霄飛車的精髓：「宇宙起始於空無的鏡像投射。」

簡單地說，零極限就是回到零的狀態，在這個狀態中，什麼都不存在，但什麼都有可能。在零的狀態裡，沒有思想，沒有言語，沒有行為，沒有記憶，沒有程式，沒有信念，沒有任何東西。只是空無。

但有一天，空無在鏡子裡看到自己，於是你誕生了。從那時起，你創造且無意識地吸收和接受了信念、程式、記憶、思想、言語和行爲等等。這其中的許多程式可以一路追溯到存在本身的起始。

本書的目的就是要幫助你一步一步地體驗神奇。從那裡開始，我描述過的奇蹟將會發生在你身上。它們是你獨有的，也同樣是那麼不可思議、那麼充滿魔力、那麼神奇。

我搭乘這艘靈性火箭船，進入了一種超越理解的力量，這個經驗幾乎無法描述。我達到了超越我想像的成就，我有了新的技巧，而且我對自己和這世界的愛已經到了言語無法形容的境界。我幾乎隨時活在驚歎之中。

讓我這麼說吧：每個人都透過自己的鏡頭來看這個世界。宗教、哲學、療法、作家、演說家、心靈大師，還有各行各業的人都以一個特定的心智模式來感知這個世界。而你將在本書中學到的，是如何用一個新的鏡頭來消融其他鏡頭。一旦成功了，你就會到達我稱之爲零極限的地方。

這是第一本揭露「荷歐波諾波諾大我意識法」這個新版夏威夷療法的書，但這只是我對這個方法的體驗。雖然這本書帶著教我這個神奇療法的治療師的祝福，但所有東西還是透過我個人看世界的鏡頭而寫出來的，我還是希望你能有自己的體驗。

最後，這整本書的精髓可以用一句話總結——一句你要學會使用的話，一句揭開宇宙終極奧祕的話，一句我現在想對你和神性說的話：

「我愛你。」

拿張門票並坐好吧，這輛駛向你靈魂的列車就要啓動了。

抓緊你的帽子喔。

喬·維泰利博士（阿歐·庫）

於德州奧斯汀市

開始探險

我所有的平靜與你同在。

二〇〇四年八月，我去參加美國催眠師協會的年會，在那裡演講，並負責其中一個攤位。其間遇到的人，以及會議的議題、氛圍和交流都讓我感到非常愉快，不過，我沒想到會在這裡遇上從此改變我人生的事件。

我的朋友馬克．萊恩和我一樣是個催眠師，跟我在同一個攤位工作。馬克心胸開放、能言善道，並有很強的求知欲，尤其熱中探索人生，以及所有跟生命有關、神祕未知的事物。我和他總是有聊不完的話題。我們會聊到我們在治療界的偶像，從米爾頓．艾力克森（Milton Erickson），到一些鮮爲人知的薩滿巫師。也就是在這些閒聊中，馬克提起了這個讓我驚訝的話題。

「你聽過有個治療師不用見到病人就能把他們治好嗎？」

這個問題倒是把我問住了。我的確聽過一些遠距治療，或者用念力及本身生物能量來治療的案例，但馬克說的顯然是另一回事。

「聽說這個心理學家治癒了一整個醫院裡患有精神疾病的罪犯，而他本人卻從未見過其中任何一個病人。」

「他是怎麼做到的？」

「他用的是一種夏威夷的療癒系統，叫作『荷歐波諾波諾』（Ho'oponopono）。」

「荷歐……什麼？」我問。

我請馬克把這個療法的名字重複了大概有十幾遍才聽清楚。之前我從沒聽過這個名詞，而馬克知道的其實也不多，不足以讓我有更深入的了解。我承認我很好奇，但其實也非常懷疑，更認爲這可能只是一個傳言而已。不用見面就把人治好？哈，開什麼玩笑！

馬克繼續說：

「十六年來，我常常到加州的夏斯塔山旅行，去尋找眞正的自我。當地一個朋友給過我一本小冊子，白紙藍墨水字，裡面的內容我永遠也忘不了，講的就是我剛剛提到的夏威夷治療師和他的獨門療法。多年來，我重複閱讀這篇文章，雖然其中並未詳細說明那位治療師是怎麼做的，但那文章說他用那個方法治癒了很多人。」

「那本冊子現在在哪兒？」我問道。我的胃口開始被吊起來了。

「現在找不到了，」馬克說，「不過我有種非告訴你不可的感覺。我知道你不相信我的話，老實說，我和你一樣好奇，也想知道更多。」

轉眼間一年過去，下一次的年會又到了。這期間，我在網路上搜尋相關資料，但並沒有找到任何不用見面就可以治癒病人的案例。我是找到不少遠距治療的資訊，也就是病人不必在現場就可以獲得治療，但我知道那個夏威夷治療師做的並不是這個。我拼湊起來的有限訊息告訴我，運用他的獨特療法，他和病人之間根本不存在「任何」距離。不過最主要的是，我不知道「荷歐波諾波諾」這個字到底該怎麼拼，無法在網路上進行更精確的搜尋。所以我暫時放棄了。

然後在二〇〇五年的催眠師協會年會上，馬克又聊起那位神奇的治療師。

「你有找到任何跟他有關的訊息嗎？」馬克問我。

「我不知道他的名字，也不知道那個荷歐什麼的怎麼拼，所以沒搜尋到任何東西。」我向他解釋。

馬克是個幹勁十足的人。我們在會議休息時間拿出我的筆記型電腦，找到無線上網的設備，開始在網路上搜尋相關訊息。沒多久，我們就找到了「荷歐波諾波諾」主要也是唯一的官方網站（www.hooponopono.org）。我瀏覽了幾篇文章，大概了解一下荷歐波諾波諾的主要概念，並自此開始了我的奇妙旅程。

我找到了一個荷歐波諾波諾的定義：荷歐波諾波諾是一種釋放內心有害能量，以坦然接受宇宙最原始的神聖思想、語言、意念及行爲的過程。

我仍然一頭霧水，於是試著查詢更多資訊，然後找到下面這一段：

「簡單地說，荷歐波諾波諾意味著『使之正確』或『改正錯誤』。根據古代夏威夷人的說法，錯誤是來自被過去的痛苦記憶污染的思想，這些負面的思想──或說錯誤──會導致人的失衡與疾病，而荷歐波諾波諾就是一種釋放這些負面思想能量的方法。」

果然有趣。但這究竟是什麼意思？

我繼續在網站上搜索，想要找到那個不見面就能治癒病人的神祕心理學家的更多資訊。結果我發現目前荷歐波諾波諾已衍生出一個新的型式，叫作「透過荷歐波諾波諾形成的大我意識」（Self I-Dentity through Ho'oponopono，SITH）。

我和馬克都知道，此時不懂裝懂毫無意義。我們要一起去探索荷歐波諾波諾，此時我的筆記型電腦就好像一匹駿馬，載著我們進入這個等待探索的新世界。我們打字打得飛快，巴不得早點找到答案。

我們找到一篇文章，幫助我們更深入了解一些：

透過荷歐波諾波諾形成的大我意識——對個案的問題負百分之百的責任

伊賀列卡拉・修・藍博士及查爾斯・布朗（Charles Brown）著

在傳統的心理療法中，治療師通常先入為主地認定個案的問題屬於個案自己，與治療師本人毫無關係，而治療師要做的就是幫助個案解決他的問題。這種認知是否導致整個治療領域的集體倦怠？

為了有效解決問題，治療師必須願意對製造了個案的問題負百分之百的責任；也就是說，治療師必須願意看清個案的一切問題都是源自他（治療師）內在的錯誤念頭，而非源自個案。治療師似乎從未發覺：每一次發生問題的時候，他們總是在現場！

當治療師認同了個案的問題其實是由他而生，他就可以盡百分之百的責任去解決這些問題。利用夏威夷治療師莫兒娜．納拉瑪庫．西蒙那發展的新版荷歐波諾波諾療法——亦即懺悔、原諒及轉化的過程——治療師能夠將自己與個案內心的錯誤思想，轉化為完美的「愛」。

辛希亞的雙眼盈滿淚水，兩道深刻的紋路像括弧般圍著她的嘴角，她輕嘆一聲：「我非常擔心我的兒子，他又開始吸毒了。」在她敘述她的痛苦故事時，我開始在內心逐一清除造成她這個問題的錯誤思想。

當治療師本身，以及他的家人、親屬甚至祖先心中的錯誤思想被愛的思想取代時，個案本身及他的家人、親屬和祖先也會發生同樣的轉化。這個新版的荷歐波諾波諾療法讓治療師和終極本源直接連結，而這個終極本源能將錯誤思想轉化為愛。

透過這個方法，我發現辛希亞的眼淚很快就停了，嘴角的紋路也軟化了。她微笑著，整張緊繃的臉一下子舒緩開來。「不知道為什麼，但我就是感覺好多了。」她說。是啊，我也不知道為什麼。說真的，人生就是一個謎，唯有愛能解開一切謎底。我任由愛在心底滋生，並感謝隨愛而來的一切美好。

治療師利用這個新版的荷歐波諾波諾療法解決問題時，先將自己的意識、心智與終極本源——也就是大家說的「愛」或「神」——連結。當連結建立之後，治療師再呼請「愛」來援助，以去除自己內在的錯誤思想，這些錯誤思想先造成自己的問題，再造成個案的問題。這個呼請是治療師懺悔與原諒的過程——「對不起，我內在的錯誤想法造成了自己與個案的問題，請原諒我。」

而為了回應治療師懺悔、原諒的呼請，愛就開始了轉化錯誤思想的神祕過程。在這靈性層面的修正過程中，愛先是中和造成問題的錯誤情緒，例如怨恨、恐懼、憤怒、責難或困惑。接著，愛再釋放這些已中和的能量，讓思想維持在空無、真正自由的狀態。

一旦錯誤的念頭被清除，思想變得空無、自由，愛就將自己填滿其中。結果如何呢？治療師在愛中煥然一新，個案及所有與這個問題有關的人也彷彿重生了。個案原先滿是沮喪的心，如今充盈著愛；原先陰霾密布的靈魂，如今四射著愛的療癒光芒。

「透過荷歐波諾波諾形成的大我意識」訓練教導人們自己是誰、如何時時解決問題，然後在這過程裡，從愛中獲得新生。整個訓練從大約二小時的免費講座開始，參加者會初步了解他內心的想法如何造成他自己靈性、心理、情緒、生理、人際關係及財務上的問題，甚至也造成他家人、親戚、祖先、朋友、鄰居和同事的問題。接著在週末的培訓中，學員們會學到問題是什麼、問題出現在哪裡、如何運用超過二十五種方法去解決不同的問題，然後最終學會如何好好照顧自己。這個訓練希望讓學員百分之百對自己、對發生在生命中的一切負責，然後毫不費力地解決種種問題。

這個新版的荷歐波諾波諾療法奇妙之處，就在於你能夠在每個瞬間遇見煥然一新的自己。而每運用一次這個方法，你會越來越感謝愛帶給你的新生奇蹟。

我根據以下深刻的理解，經營我的人生與人際關係：

①物質宇宙是我思想的實相呈現。

②如果我的思想「致癌」，它會創造「致癌」的物質實相。

③如果我的思想是完美的，它會創造滿溢著愛的物質實相。

④物質宇宙是我思想的產物，所以我對物質宇宙現在的樣子負有百分之百的責任。

⑤致癌的思想會創造不健全的實相，而我對於改正這樣的思想負有百分之百的責任。

⑥沒有「外在」這種東西，每件事物都以思想的形式存在我的心智中。

馬克和我看完這篇文章後想著，我們要找的治療師是這兩位作者中的哪一個，是查爾斯．布朗，還是修．藍博士？我們不知道，也看不出來。還有文章裡提到的莫兒娜是誰？那個大我意識的荷歐什麼的又是什麼東西？喔，拜託！

我們繼續在網路上瀏覽。

我們又找到了一些文章，讓搜尋的方向更清晰。裡面有些頗具啓發意義的敘述，例如：「『透過荷歐波諾波諾形成的大我意識』不將問題視爲磨難，而是個機會。問題只不過是過去記憶的重播，是爲了再給我們一次機會，重新用愛的眼光去看待這些記憶，並根據靈感而行動。」

我很好奇，但我還是不懂。問題是「過去記憶的重播」？什麼東西啊？這些作者到底想說明什麼？這個荷歐什麼的又是如何幫助這個治療師的？這個治療師到底是誰啊？

我還找到另一篇由一個叫戴爾．希福特（Darrell Sifford）的記者寫的文章，裡頭提到他跟創造這個荷歐什麼的人會面的過程。她的名字叫莫兒娜，是個夏威夷治療師（kahuna），或者也可稱爲祕密的守護者。莫兒娜幫助人們療癒的方式是「透過每個人內在的神性（每個人事實上都是神聖造物主的延伸），向我們的選擇的神聖造物主呼請援助。」

也許你懂，但當時我和馬克都無法了解。很顯然，這個莫兒娜說了一些類似祈禱的話來幫助人們療癒。我在腦子裡記下要找出這個祈禱文，但現在我在進行另一個不同的任務：找到那個治療師，並學習他的治療方式。我的渴望越來越熱烈，急著想知道更多那個薩滿治療師的事，並跟他碰面。即使馬克跟我眞的得回去年會的攤位，我們還是把它擺在一邊，繼續進行網路探索。

根據網頁內容與文章，我猜我們要找的治療師應該是伊賀列卡拉．修．藍，我根本不知道怎麼發音，更別說是拼出來了。我也不知道如何找到他，網頁上沒有任何他的連絡資訊。馬克和我試著用Google搜尋，但什麼也沒找到。我們開始懷疑這個只應天上有的治療師是虛構的，或者退休，甚至往生了。

我把筆記型電腦關上，回到會議中。

但探險已經開始了。

尋找世界上最奇特的治療師

往外看的人，作著夢；往內看的人，醒著。

——榮格

回到我位於德州奧斯汀郊外的家，我還是忘不了那個沒跟病患見面就治癒他們的治療師，他的故事揮之不去。他用的是什麼方法？他是誰？那故事是個騙局嗎？

由於我二十多年來在個人成長方面的探索，所以我會想要知道更多，這不讓人驚訝。我一直是個好奇寶寶。我跟一個備受爭議的大師相處了七年，也訪問過許多「自助」領域的靈性導師及哲人、作家、演說家，以及心智的神祕主義者與魔法師。由於最近幾本書的成功，我現在可以跟許多在人類發展領域有領導地位的專家以朋友相稱，但我忘不了這個治療師的故事，這很不同，是個突破。

我必須知道更多。

所以我再次開始搜尋。過去我在寫《遺失的七個成功祕密》（*The Seven Lost Secrets of Success*）那本跟廣告天才布魯斯．巴頓有關的書時，曾經聘用私家偵探來尋找失蹤的人。當我也準備好聘請專人去找修．藍博士時，發生了一件奇怪的事。

有一天，當我又在網路上搜尋修．藍博士時，發現一個和他名字有關連的網站。我不知道為什麼在之前的搜尋中沒有出現，但它現在就在眼前。

我沒找到連絡電話，但我可以透過電子郵件聘請修．藍博士進行個人諮商。這個治療方法看起來很奇怪，但在這個網路世界裡，什麼事都有可能。我想這可能是了解他最好的第一步，便透過這網站寄了封電子郵件給他。我的興奮已非言語所能形容，簡直等不及他的回覆。他會說些什麼？他會寫一些具啓發性的東西嗎？他會透過電子郵件療癒我嗎？

當天晚上我幾乎無法入睡，非常渴望獲得他的回音。第二天早上，他回信了，信裡寫著：

喬：

謝謝你寫信來要求諮商。我的諮商通常透過網路或傳眞進行。要求諮商的人提供我諮商的內容，例如敘述問題或煩惱，我再根據內容進行處理、冥想，以尋求神性的指引。然後我會就我在冥想中得到的，透過電子郵件與對方溝通。

我今天出去吃中飯的時候，一位來自夏威夷的律師客户傳眞了一些資料給我看。我處理過後，會把在冥想中得到的神性的指引回覆給他。

你可以在 www.hooponopono.org 獲得跟我的工作內容有關的訊息。

請與我連繫，看看什麼方式最適合你，不用客氣。

祝你擁有超越一切理解的平靜。

大我的平靜

伊賀列卡拉・修・藍博士

這是封古怪的電子郵件。他與神性對話？律師聘用他？我的了解還不足以對他這個人或他的療法下判斷，但我可以確定的是，我想要知道更多。

我立刻決定聘請他透過電子郵件進行諮商，這要花一百五十美元，但那對我來說不算什麼。我終於獲得那個能運作奇蹟的心理學家的回音，我可是找他找了好久耶！我好興奮啊！

我想了一下該問他什麼。我生活過得還不錯，有自己的書、成功、車子、房子、人生伴侶、健康和快樂，這些都是大多數人所追求的。我瘦了三十六公斤，而且感覺很好，但大概還得減個七公斤。既然我還在努力減重，我決定請修．藍博士針對這個問題進行諮商。我這麼做了，而他在二十四小時內回覆，寫了這封電子郵件給我：

喬：

謝謝你的回覆。

當我看著你的郵件時，我聽到：「他很好。」

跟你的身體對話，對它說：「我愛你現在的樣子。謝謝你一直跟我在一起，如果你覺得被我虐待了，請原諒我。」現在停下來，然後在一天當中，找個時間去拜訪你的身體，讓這個拜訪充滿愛與感謝。「謝謝你帶著我到處跑，謝謝你呼吸，謝謝你讓心臟跳動。」

把你的身體視爲人生伴侶，而不是僕役。跟你的身體說話，就像跟小孩說話一樣。和它做朋友。它喜歡很多很多的水，這樣它會運作得更好。你也許覺得你的身體餓了，但它或許是在告訴你它渴了。

飲用藍色的太陽水可以轉化記憶——也就是在潛意識（內在小孩）裡重播的問題，並幫助身體「放下，交給神」。

準備一個裝滿自來水的藍色玻璃瓶，把瓶口用軟木塞緊，或用玻璃紙包住，然後把瓶子放在太陽或白熱燈泡下至少一小時。接著喝這瓶裡的水、在泡澡或沖澡過後用它來沖洗身體，並用這藍色太陽水來煮東西、洗衣服，及用在任何你會用到水的地方。你也可以用藍色太陽水來泡咖啡或熱巧克力。

你的電子郵件有種優美的單純，是個無法比擬的禮物。

也許我們可以再聊一聊，就像旅行的同伴，一起清除回家途中的障礙。

祝你擁有超越一切理解的平靜。

大我的平靜

伊賀列卡拉

雖然我很享受他訊息裡傳達出來的寧靜，但我還想要更多。這是他諮商的方式嗎？這就是他治癒精神病院裡那些人的方法嗎？如果是，肯定有什麼東西遺漏了。對於減重這件事，我懷疑大部分人眞的會採納他在郵件裡的回覆作爲最終意見。告訴我「你很好」並不能眞正解決任何事。

我回信要求他提供更多資訊，他是這麼回覆我的：

喬：

平靜從我開始。

我的問題是在我潛意識裡重播的記憶。我的問題與任何人、任何地方或任何狀況都無關，它們是「過往遺憾的悲嘆」——莎士比亞曾在他的一首十四行詩裡如此詩意地記載著。

當我經歷到記憶重播的問題時，我是有選擇的。我可以繼續與它們戰鬥，或者祈求神性透過轉化釋放它們，從而使我的心智回到初始那零、空、沒有記憶的狀態。當我沒有記憶的時候，我就是神性的自己，一如神性照著它的樣子創造的我。

當我的潛意識處於零的狀態，它是沒有時間、沒有局限、無限的、永恆的。而當記憶發號施令時，潛意識就會被困在時間、空間、問題、不確定性、混亂、思緒、競爭和操縱裡面。如果我容許記憶成爲主宰，我就放棄了心智的明淨，以及我與神性的結合。而沒有了結合，就沒有靈感；沒有靈感，就沒有目的。

當我跟人工作時，我總是祈求神性轉化我潛意識裡的記憶，那些記憶化身爲我的認知、我的思想、我的反應，不斷重播。然後從零的狀態開始，神性讓我的潛意識和意識充滿靈感，讓我的靈魂能經歷、了解人，如同神性經歷它們一樣。

當我跟神性工作時，我潛意識裡被轉化的記憶也在萬事萬物的潛意識裡被轉化了，不只是人，還有礦物、動物、蔬菜，以及所有可見與不可見的存在。能領悟到寧靜和自由從我開始，是多麼奇妙啊。

大我的平靜
伊賀列卡拉

呃，我還是不懂，於是我決定問他能不能跟他一起寫一本他在做些什麼的書。這似乎是個很合邏輯的方法，可以讓他揭開他的祕方，並讓人了解他多年來在精神病院的工作。我說這對人們會有幫助，而且我會做大部分的工作。我寄了電子郵件給他，然後等待。他給了我回覆：

喬：

「平靜從我開始」。

人類累積了上癮般的記憶，認爲別人需要幫忙、協助。「透過荷歐波諾波諾形成的大我意識」（SITH）就是要釋放這些潛意識裡的記憶，這些記憶一直重播著「問題是『在外面』，而不是在自己裡面」的認知。

我們每個人都帶著「過往遺憾的悲嘆」而來。問題的記憶跟人、地點或情況沒有關係，它們是解脫的機會。

SITH的目的就是要恢復一個人的大我意識，也就是恢復與神性智慧調和的自然韻律。在重建這個初始韻律的過程中，「零」會打開，然後靈感會充滿整個靈魂。

過去曾經有學習SITH的人想跟人分享這個資訊，目的是要幫助別人。擺脫「我可以幫助他人」的模式是個困難任務。一般而言，向人「解釋」SITH不會釋放問題的記憶，眞正地去實行SITH才會。

如果我們願意清除「過往遺憾的悲嘆」，我們就會變好，每個人和每件事也會很好。所以我們不鼓勵人們和別人分享SITH，而是鼓勵人們別管其他人，先釋放自己，再讓其他人也跟著解脫。

「平靜從我開始」。

大我的平靜
伊賀列卡拉

呃，我依然不懂。

我再次回信，詢問可否跟他通電話。我說我想訪問他，他再次同意了。我們約好隔週的禮拜五要聊一聊，就在幾天後。我興奮地寫信給好友馬克，告訴他這個消息——我終於要跟他一年多前告訴過我的神祕夏威夷薩滿說話了。他也一樣很興奮。

我們對於將發現的事物都很好奇。

但對於我們即將經歷的，卻所知甚少。

我們的第一次對話

每個人都把自己視野的極限，當作世界的極限。

——叔本華

我終於在二〇〇五年十月二十一日，第一次和修．藍博士說到話。

他的全名是伊賀列卡拉．修．藍，但他要我叫他「伊」（E）。是的，就像那個英文字母E。沒問題，這我做得到。「伊」和我第一次通電話，就大概講了一個鐘頭，我請他告訴我他進行治療工作的完整故事。

他說他在夏威夷州立醫院工作了三年，那裡收容精神病罪犯的病房是個危險區域，每個月都有心理學家辭職，員工也常請病假，或者乾脆不來了。大家經過那個病房區的時候，都會背貼著牆走路，因爲怕被病患攻擊。那並不是一個可以愉快居住、工作或探訪的地方。

修．藍博士——或者說「伊」——告訴我他從未正式見過病患，不曾與他們進行諮商。他同意查看他們的檔案。當他在看病歷時，會清理自己；而當他在清理自己時，病患也開始康復了。

當我知道以下的事之後，一切變得更有趣了：

「幾個月後，那些戴上腳鐐手銬的病患被允許可以自由走動，」他告訴我，「而其他本來必須服用高劑量藥物的病患，藥量則開始減少。然後，那些被認定永遠不會有機會獲釋的人，被釋放了。」

我嚇到了。

「還不只這樣。」他繼續說著，「醫院的員工開始喜歡來工作，曠職與人員流動率過高的情形消失了。後來我們的工作人員供過於求，因爲病患被釋放，而所有員工卻都來上班了。現在那個病房區已經關閉了。」

這時我必須要問一個重要的問題：

「你在自己內在做了什麼事，讓那些人改變？」

「我只是清除了我內在與他們共有的部分。」他說。

啥？我不懂。

修．藍博士解釋，對自己的人生負全部責任的意思是，你生命中的每一件事——就只因爲它在你的生命裡——都是你的責任。從字面上來說，整個世界是你創造的。

哇，這很難讓人接受。爲我自己的言行負責是一回事，爲我生命中「每一個人」的言行負責，又是另一回事。

然而事實是：當你對自己的生命負完全責任，那麼所有你看到的、聽到的、品嘗到的、接觸到的，或者以任何方式經驗到的都是你的責任，因爲它出現在你的生命裡。

這個意思是，恐怖分子、總統、經濟——任何你經驗到卻不喜歡的人事物——都要由你來療癒。或者不妨這麼說：要不是從你的內在投射出來，他們是不存在的。

問題不在他們，在於你。

而要改變他們，必須先改變你自己。

我知道這很難理解，更不用說接受或實踐，因爲責怪遠比負完全責任簡單多了。但是在我和修．藍博士的對話中，我開始了解，對他及荷歐波諾波諾這個療法來說，療癒就代表愛自己。如果你想改善你的人生，就必須療癒你的生命；如果你想治癒任何人──即使是有精神疾病的罪犯──也要由療癒自己做起。

我問修．藍博士他是如何療癒自己的。他在查看那些病歷時，究竟做了什麼？

「我就是一直說『對不起』『我愛你』，一次又一次。」他解釋著。

就這樣？

就這樣。

原來愛自己就是提升自己最好的方法。當你提升了自己，你也改善了你的世界。

當修．藍博士──或者說「伊」──在醫院工作的時候，不管他內在浮現任何事物，他都轉交給神性，並請求讓這浮現的事物被釋放。他始終相信，而這也每次都有效。修．藍博士會自問：「我內在發生了什麼，才造成這個問題？而我要如何修正這內在的問題呢？」

顯然這由內而外的療癒方法就是所謂的「透過荷歐波諾波諾形成的大我意識」。以往的荷歐波諾波諾似乎深受夏威夷傳教士影響，它會有一個引導者來幫助人們經由把問題說出來，而治癒問題；當他們能切斷問題的羈絆，問題就消失了。但是「透過荷歐波諾波諾形成的大我意識」不需要引導者，一切都在你自己的內在完成。我很好奇，但也知道我會漸漸對這一切有更多了解。

關於他的療程，修．藍博士還沒有任何教材。我提議要幫他寫一本書，但他似乎不怎麼感興趣。有一部舊影片現在還買得到，我訂購了，他也提到可以去讀一讀丹麥作家陶．諾瑞錢德寫的《使用者的錯覺》。我愛書成痴，所以立刻上網到亞馬遜訂了這本書。書一到手，我馬上狼吞虎嚥地讀起來。

這本書主張我們的意識對於眞正在發生的事一點頭緒也沒有。諾瑞錢德寫道：「事實上，每秒鐘有幾百萬位元的資訊透過我們的感官流進來，但我們的意識一秒鐘最多只能處理大約四十個位元。幾千幾百萬個位元都被壓縮成一個實際上不含任何資訊的意識經驗。」

就我的了解，修．藍博士的意思是，既然我們無法眞正覺察到任何時刻正在發生的事，我們能做的就是完全轉交出去，然後相信。這一切都跟對你生命中的每一件事負百分之百責任有關——每一件事。他說他的工作是清理自己，就是這樣而已。當他清理了自己，世界也變得清淨，因爲他就是世界，而所有在他之外的都是投射與幻象。

雖然有些部分聽起來像榮格的理論——你所看見的外在世界是你生命中的陰影面，但修．藍博士描述的其實不止於此。他說的似乎是，一切都是你自己的反映，但他也說，你有責任透過與神性的連結，從你的內在修正你所經歷的一切。對他來說，要修正外在一切的唯一方法，就是對神性說「我愛你」——這裡的神性也可以說成上帝、生命、宇宙，或任何用來形容那個較高力量的名詞。

哇，這眞是場深刻的對話。修．藍博士跟我素不相識，但他花了很多時間在我身上，而這一路下來，他也讓我困惑。他差不多七十歲了，對某些人來說，他可能是個大師，但對其他人來說，卻可能是個瘋子。

第一次能夠和修．藍博士交談，我很興奮，但我還想要更多，因爲我顯然不懂他對我說的那些東西。抗拒他或駁回他的說法眞的很容易，但我放不下的，是他用這個新方法治癒了那些所謂「被放棄」的個案的故事，就像那些罹患精神疾病的罪犯。

我知道修．藍博士即將有個研討會，我問他那個研討會的事：

「我會從那裡得到什麼呢？」

「你會得到所有你得到的。」他說。

呃，這聽起來很像一九七〇年代的歐哈德研討會訓練（Erhard Seminar Training）：所有你得到的都是你應得的。

「有多少人會參加你的研討會呢？」我問道。

「我持續在清理，所以準備好的人就會去參加。」他說，「也許是三十人，也許是五十人，我不知道。」

在我們掛斷電話之前，我問「伊」他電子郵件裡的署名是什麼意思。

「大我的平靜指的是超越一切理解的平靜。」他解釋道。

我當時不懂他的意思，如今想起來，一切都太有道理了。

關於意念的驚人眞相

就人類而言，最要緊的是主觀的內在生命。然而我們對於行動的意志如何出現、如何在我們的意識中運作卻所知甚少。

——班傑明．利貝特，《心智時間》

與修・藍博士通過第一次電話後，我渴望知道更多。我問起他幾個星期後將舉行的研討會，他並沒有試著向我推銷。他說他持續清理自己，所以只有對的人會去，因爲他不想要有一堆人，要的是開放的心。他相信神性會做最好的安排——他最喜歡用「神性」來稱呼那大於一切事物的力量。

我問馬克想不想參加研討會，他可是最先跟我提起修・藍博士的人。我說我可以幫他付旅費，就當作他告訴我這個治療奇蹟和神奇治療師的謝禮。馬克當然說好。

出發前我又做了一些研究。我在想，這個治療師用的方法跟夏威夷民俗療法胡那（huna）是不是有關。結果，我發現它們一點關係也沒有。「胡那」是由原本是企業家的作家馬克斯・弗瑞登・隆（Max Freedom Long）發明的詞，也就是夏威夷唯靈論的馬克斯版本。他表示他在夏威夷教書的時候，從一位夏威夷朋友那裡學到了一項祕密傳統。馬克斯・隆在一九四五年設立了胡那研究基金會，並在之後出版了一系列書，其中最受歡迎的就是《奇蹟背後的科學奧祕》（*The Secret Science Behind Miracles*）。雖然有趣，但隆從事的工作跟我在研究的治療師一點關係也沒有。我漸漸發覺，那個治療師採用的方法是隆完全沒有聽過的。

研究得越多，好奇心就越重，我簡直等不及要飛去見那個治療師了。

我飛到洛杉磯跟馬克會合，然後再到加州的卡拉巴薩斯市。馬克先帶我在洛杉磯逛逛，我們度過了很棒的時光，但我們兩個都好想跟久仰大名的治療師見面。雖然我們在早餐時的談話深入又讓人興奮，但我們想的還是那個研討會。

到了會場，我們看到一列約三十人的隊伍。我一直試著踮起腳尖從每個人頭上望過去，我想看那個治療師，我想看那個神祕的人，我想看修．藍博士。當我終於走到門口時，修．藍博士跟我打招呼。

「阿囉哈，喬瑟夫。」他說道，並伸出他的手。他說話輕柔、迷人而帶著權威。他穿著卡其褲、球鞋、開襟衫，以及西裝外套。他還戴著一頂棒球帽，後來我才知道那是他的「正字標記」。

「阿囉哈，馬克。」他也跟我的朋友打招呼。

修．藍博士和我們小聊了一會兒，問我們這趟旅程感覺如何、從德州飛到洛杉磯要多久等等。我立刻喜歡上這個人，他那沉靜的自信和祖父般的氣質讓我有了共鳴。

修．藍博士喜歡準時開始。活動一開始，他就叫到我。

「喬瑟夫，當你從電腦刪掉某樣東西時，它跑去哪兒了？」

「我不知道。」我回答道。每個人都笑了出來，我確定他們也不知道。

「當你從電腦刪除某樣東西時，它跑去哪兒了？」他問整個房間的人。

「到資源回收筒了。」有人喊出來。

「沒錯，」修．藍博士說，「它還在電腦裡，只是你們看不到。你們的記憶也是這樣，它們還在你們之內，只是不在眼前。你們要做的是徹底地、永遠地刪掉這些記憶。」

我覺得很有趣，但我不懂這是什麼意思，或者要表達些什麼。我爲什麼要永久刪掉我的記憶呢？

「你們可以用兩種方式過生活，」修．藍博士解釋道，「用記憶，或是用靈感。記憶是舊有程式的重演，靈感則是神性給你的訊息。你要的是靈感，而聽到神性的訊息與接收靈感的唯一方法是清除所有的記憶。你唯一要做的就是清理。」

修．藍博士花了很多時間解釋神性就是零的狀態——在這個狀態中，我們沒有極限。沒有記憶、沒有身分，只有神性。在生命的某些片刻，我們曾探訪過零極限的狀態，但大部分時間，我們都讓垃圾——也就是他稱爲記憶的東西——一再重演。

「當我在精神病院工作、檢閱病人的病歷時，」他告訴我們，「我會感受到內在的痛苦，那是個共同記憶。那個程式造成了病患的行爲，他們無法控制，被程式困住了。而當我一感覺到那個程式，便清除它。」

清除成爲重複的主題。修．藍博士教我們許多種清除方法，而這裡要介紹的是他最常用，也是我現在使用的清除方法：

你只要一次又一次、不停地對神性說這四個句子：

「我愛你。」

「對不起。」

「請原諒我。」

「謝謝你。」

經過了這第一個週末的活動，「我愛你」這句話在我腦海裡響個不停。就像你有時醒來腦子裡會響起一首歌，我醒來時則會在腦海裡聽到「我愛你」。不管我是不是有意識地在說這句話，它就在那裡，這眞是種美好的感覺。我不知道這樣是不是在清除任何東西，反正我就是這麼做了。不管如何，「我愛你」都不會有害吧？

在活動的某個時間點，修·藍博士又叫到了我。他問我：「喬瑟夫，你如何知道某樣東西是記憶或靈感？」

我說我不懂這個問題。

「你如何知道某人會得癌症，是他給自己的，還是神性爲了幫助他而給的挑戰？」

我沉默了一會兒。我試著思考這個問題：你怎麼知道某個事件是來自你自己的心智，還是神性的心智？

「我不知道。」我回答。

「我也不知道，」修．藍博士說，「所以你才要持續地清除、清除、清除。你要清理所有事物，因爲你不知道什麼是記憶、什麼是靈感。藉由清除，你來到一個零極限的地方，也就是零的狀態。」

修．藍博士表示我們的心智看待世界的視野很狹隘，那個視野既不完全也不正確。我並不接受這個觀念，直到我看過蓋．克萊斯頓（Guy Claxton）的著作《恣意的心智》（*The Wayward Mind*）。

克萊斯頓在書中提到，實驗證明大腦在我們有意識地決定行動之前，就下令我們怎麼做了。在一個著名的實驗中，神經科學家班傑明．利貝特（Benjamin Libet）將受試者接上一部可顯示腦內狀況的腦波儀。結果顯示，在一個人有意識地行動之前，腦內活動會激增，這意味著意念來自無意識，然後才進入有意識的覺知。

克萊斯頓寫道，利貝特發現「行動的意念在實際行動大約五分之一秒前就出現，但激增的腦內活動則在意念產生前的三分之一秒就出現了！」

根據威廉．爾文（William Irvine）在他的書《欲望解剖室：爲什麼我們想要那些我們想要的》（*On Desire: Why We Want What We Want*）裡提到的：「這樣的實驗顯示，我們的選擇並不是以一個有意識、理性的方式產生的，它們反而像是從無意識裡冒出來，而當它們終於到達意識表面，我們才獲得所有權。」

而進行了這個備受議論又具啓發性實驗的班傑明·利貝特在自己的書《心智時間》（*Mind Time*）中寫道：「無意識裡出現的行動意念無法受意識控制，只有最終完成的行爲可以受意識控制。」

換句話說，拿起這本書的衝動看起來也許像是你有意識的選擇，但事實上，是你的大腦先發送了拿起這本書的訊號，接著你的意識才陳述了一個意念，例如：「這本書看來很有趣，我想我會拿起它。」你也可能在以其他方式合理化地思考後，選擇不拿起這本書，但是你無法控制促使你行動的訊號來源。

我知道這個概念難以讓人相信。根據克萊斯頓的說法：「意念和計畫從來不曾在意識裡產生。意念是預告，是在意識的角落閃爍的圖像，暗示著即將發生的事情。」

很顯然，一個清楚的意念不過是一個明確的預告。

而讓我困擾的是：這些念頭是從哪兒來的？

這個概念讓人興奮。我在《相信就可以做到》這本書裡描述過意念的力量，也在《祕密》影片裡談到意念，所以現在了解到意念根本不是我的選擇，著實令人震撼。看來，當我以爲是我在設定一個意念時，我只是把大腦裡已經在運作的衝動說出來而已。

那麼問題就變成：是什麼東西或什麼人讓我的大腦發送出意念的？事實上，我後來問修．藍博士：「誰是老大？」他笑了，還說他很喜歡這個問題。

好吧，那答案是什麼？

我承認，「意念」還是讓我感到困惑。我用堅強的意志力，並宣稱要減重，而減了約三十六公斤。那我到底是聲明了一個意圖，或者只是回應了我大腦發出的減重訊號？這是靈感還是記憶？我寫信問修．藍博士。他是這麼回覆我的：

> 在「零」裡面，什麼都不存在。沒有問題，也沒有意念存在的必要。
>
> 對於體重的憂慮只是重播的記憶，而這些記憶取代了零，也就是你。要回到零的狀態，需要神性去拭除藏在體重憂慮背後的記憶。
>
> 支配經驗的定律只有兩個：來自神性的靈感，以及儲存在潛意識的記憶。前者是嶄新的，後者則是陳舊的。
>
> 據稱，耶穌曾這麼說：「你們先求祂的國（零），然後其他所有的都將加上（靈感）。」

零是你和神性的住所……「所有的祝福——富饒、健康和安寧——都從那裡、那個人開始湧出。」

大我的平靜
修・藍博士

在我看來，修・藍博士是看穿意念，走向本源——也就是零的狀態，一個沒有極限的地方。從那裡開始，你經歷了記憶或靈感。對於體重的憂慮是一種記憶，唯一要做的就是愛它、原諒它，甚至感謝它。經由清理，你確保神性有機會顯露，並帶來靈感。

我過量進食的渴望似乎眞的是個程式，讓我幾乎大半生都處於肥胖狀態。這個渴望從我的無意識中冒上來，除非我把它清除掉，否則它會一直在那裡持續地往上冒。因爲它會不停地浮出表面，我就必須一直察覺自己的決定：要過量進食，還是不要。於是這成了一生的抗爭，一點也不好玩。沒錯，你是可以藉著說「不」，來克服自我放縱的傾向，但這顯然需要花費很多精神和努力。慢慢地，拒絕放縱或許會變成一個新習慣，但在達到這個目標之前，要經歷多少痛苦啊！

反之，藉由清除記憶，有一天它會消失，然後過量進食的渴望就不會再浮現，只剩下平靜。

簡言之，與靈感比起來，意念就像一塊殘破的布。只要我一直保持要做某件事的意念，我就持續與它對抗；而一旦我臣服於靈感，生命就轉化了。

我還是不確定世界是否就是這樣運轉的，對意念的力量也依然感到困惑，所以我決定繼續探索。

我和《祕密》這部影片的創作者兼製片朗達．拜恩共進晚餐。我問了她一件我一直想知道的事：「是你創造了這部影片的點子，還是你接收到了這個點子？」

我知道她接收到了創作這部知名電影預告片的靈感，那個預告片造成了一股病毒式行銷的流行。她曾告訴我，預告片的點子在幾秒內突然出現，接著她就在十分鐘之內完成了實際的預告片。顯然她是得到某種靈感，讓她創造出史上最有力的電影預告片。

但我想知道的是，她覺得這整部電影的點子是來自靈感，或者是因爲其他原因而創作的。這是我關切意念的關鍵：究竟是我們先聲明意念，創造了不同，或者我們是接收了點子，然後把它稱爲意念？這是和朗達共進晚餐時我問她的問題。

朗達沉默了好一段時間。她移開視線，仔細思考我的問題，在她的內在尋找答案。然後，她終於說話了。

「我不確定。」她說，「點子朝我而來，這是可以肯定的。但是我完成了它，創造了這部電影。所以我會說，是我讓這個點子發生了。」

她的答案很有啓發性。點子朝她而來，也就是說，點子以靈感的形式朝她出現。而因爲這部電影這麼有力量、這麼好，行銷又如此出色，我只能相信一切都是神性的彰顯。沒錯，是有工作要做，朗達也做到了，但點子本身是以靈感的形式出現。

有趣的是，在電影上映幾個月、討論它的聲音破了歷史紀錄之後，朗達寫了一封電子郵件給所有在影片中出現的人，說這部影片現在已經有了自己的生命。她並非在聲明意念，而是在回應召喚、掌握機會。後來，出版了一本書，賴利．金也根據這部影片的觀念做了一段特集。然後有聲書也出版了，續集則在進行中。

當你來自沒有極限的零的狀態，你不需要意念，只要接受，並且行動。

然後奇蹟就會發生。

然而，你可以制止靈感。朗達可以拒絕促使她創作這部影片的衝動，那似乎就是自由意志出現的地方。當去做某件事的點子出現在你的腦海時——不是來自靈感，就是來自記憶——如果你察覺到那個衝動，你可以選擇要不要採取行動。

根據傑弗瑞．史瓦茲（Jeffrey Schwartz）在《重塑大腦》（*The Mind and the Brain*）

裡所說的，你有意識的意志——也就是你選擇的能力——可以否決無意識裡產生的衝動。換句話說，你也許有拿起這本書的衝動，但你也可以無視這個衝動，如果你想這麼做的話。那就是自由意志（free will），或者用史瓦茲的說法——「自由的不要」（free won't）。

他寫道：「幾年以後，他（利貝特）採用了這個概念，認為自由意志是個守門員，負責把守從大腦不停冒上來的思想，他並沒有避開其中的道德暗示。」

傳奇的心理學家威廉．詹姆士（William James）認為自由意志出現的時間點是在做某件事的衝動之後、實際做那件事之前。同樣的，要或不要都可以，但你要很留心才能看見選擇。修．藍博士教我的是，透過不斷地清除所有思想——不管那是靈感還是記憶——我就比較能夠在當下做出正確的選擇。

我開始發現，我體重減輕是因為我選擇拒絕遵照促使我吃得多、動得少的記憶或習慣。藉由選擇不要跟隨那些上癮般的衝動，我增進了「自由的要」或「自由的不要」的能力。換言之，過量進食的衝動是記憶，不是靈感；它來自一個程式，而不是來自神性，而我總是忽視或無視那個程式。我猜想，修．藍博士會建議比較好的方式是去愛那個程式，直到它消融，只留下神性。

我還是不太了解這一切，但我繼續聽著，也選擇不要消去任何東西，因為這對我來說是全新的。而我一點也沒料到，接下來等著我的會是什麼。

毫無例外？

我是你認為你看到的故事。

——拜倫．凱蒂，《所有戰爭都只在紙上》

這場週末的活動比我想像的還要深入。修·藍博士解釋所有你追尋的、經歷到的事物都存在你的內在——所有事物。如果你想改變任何事，要從內在做起，而不是外在。整個概念就是要負完全責任，不能怪罪任何人，一切都因你而起。

「那如果有人被強暴了呢？」有人問道，「或者發生車禍？我們不是對這一切都有責任吧，不是嗎？」

「你有沒有注意到，每當你有問題時，你都在場？」修·藍博士問。「這跟對每件事負百分之百的責任有關，毫無例外，並沒有任何漏洞能讓你擺脫不喜歡的事。你對所有事物都有責任——全部事物。」

即使他在精神病院工作時，他也對那些殺人犯與強暴犯負起責任。他了解他們是因為一個記憶或程式而行動，要幫助他們，就必須去除那個記憶，而唯一的辦法就是清理。這就是他說他不曾用專業諮商的方式見過任何一個病人的意思。他看著他們的病歷，然後安靜地對著神性說：「我愛你。」「對不起。」「請原諒我。」「謝謝你。」他用他知道的方式幫助病患回到零極限的狀態，而當修·藍博士在他的內在這麼做的時候，病患就痊癒了。

修·藍博士解釋：「簡單地說，荷歐波諾波諾就是『使之正確』或『改正錯誤』。『荷歐』（Ho'o）在夏威夷語是『導致』的意思，而『波諾波諾』（ponopono）則是『完美』。根據古代夏威夷人的說法，錯誤是由被過往痛苦記憶污染的思想所引起的，這些痛苦的思想或錯誤會造成失衡狀態與疾病，而荷歐波諾波諾則提供了一個方法，來釋放這些能量。」

簡言之，荷歐波諾波諾就是一個解決問題的方法，然而這一切都在你自己的內在完成。

這改良過的新方式是由夏威夷治療師莫兒娜創造的，她在一九八二年十一月將她的方法傳授給修．藍博士。在那之前，修．藍博士就聽說有一位「奇蹟的締造者」在醫院、大專院校甚至聯合國裡授課。他遇見她以後，見證她治癒了他女兒的異位性皮膚炎，便放下一切，追隨她學習那個簡化後的療法。當時修．藍博士正面臨婚姻難題，所以他也離開了家庭。這並不是太稀奇的事，過去也有許多人爲了向靈性導師學習而離開家庭。

修．藍博士想要學會莫兒娜的方法，但他並沒有馬上接受她奇怪的方式。他報名參加一個由她帶領的工作坊，但三個小時之後就離開了。「她跟靈魂交談，聽起來像個瘋子，」他說，「所以我就走了。」

一個星期之後，修．藍博士回去，再次付了學費，希望這次能從頭待到尾，但他還是做不到。莫兒娜所教導的一切對他那顆受過大學訓練的腦袋來說都太瘋狂了，於是他再次走出了她的工作坊。

「我又去了第三次，這次我待了整個週末。」他告訴我，「我還是覺得她瘋了，但她的某些東西說到了我心裡。於是我待在她身邊，直到她一九九二年的轉化。」

根據修．藍博士和其他人的說法，莫兒娜的自我導向內在修習法能創造奇蹟，單單唸誦她的祈禱文就能消除記憶與程式。我知道我想學會那整個儀式，而且在知道以前絕不罷休。

莫兒娜在一篇爲《我是贏家》（*I Am a Winner*）那本書寫的文章裡暗示過她的方法。「我從兩歲開始就使用舊系統，我修改了那個方法，但還是保留了古老智慧的精華。」

梅波．卡茨（Mabel Katz）在她的書《最簡單的方法》（*The Easiest Way*）裡說到：「荷歐波諾波諾是一個原諒、懺悔及轉化的過程。每一次運用它的任何工具，我們就是在負百分之百的責任，並請求原諒（爲我們自己）。我們學到：所有出現在我們生命中的事物，都只是我們『程式』的投射。」

我在想，莫兒娜這個新版的「大我意識荷歐波諾波諾」方法跟傳統的荷歐波諾波諾有什麼不同。修．藍博士這樣解釋：

透過荷歐波諾波諾形成的大我意識

①在內在解決問題。
②只有你和大我牽涉其中。
③只有你自己在場。
④對大我懺悔。
⑤大我的原諒。

傳統的荷歐波諾波諾

①透過人與人之間解決問題。
②一位資深成員居中協調這個解決問題的集會。
③所有跟問題有關的人都必須在場。
④每一位參與者都要對彼此懺悔，資深成員則居中協調，以免參與者落入爭論中。
⑤每一位參與者都要請求其他每位參與者的原諒。

傳統荷歐波諾波諾的資深成員受過解決問題的動態訓練，負責確認每個人都有機會說出他們認爲的問題所在，所以總是有爭論地帶，因爲每位參與者看待問題的角度不盡相同。我必須承認我喜歡改良過的新版方法，因爲一切都在自己的內在完成，完全不需要其他人。這對我來說也比較合理，因爲身爲榮格學派導師——例如暢銷書《黑暗，也是一種力量》（*The Dark Side of the Light Chasers*）作家黛比．福特（Debbie Ford）——的學生，我已經了解到發生轉變的地方在你之內，而不是外在環境或其他人。

「連同新版的荷歐波諾波諾方法，」修．藍博士繼續說，「莫兒娜被指引將自我的三個部分包含進去，也就是大我意識（Self I-Dentity）的關鍵。這三個部分存在於實相的每個分子中，分別叫作尤尼希皮里（Unihipili，孩子／潛意識）、尤哈內（Uhane，母親／意識），以及歐瑪庫阿（Aumakua，父親／超意識）。當『內在家庭』合一，這個人就與神性的韻律一致。而因爲這個平衡，生命就開始流動了。所以，荷歐波諾波諾是先幫助個人恢復內在平衡，然後再恢復宇宙萬物的平衡。」

他繼續解釋這個驚人的方法：

「荷歐波諾波諾眞的很簡單。在古代夏威夷人看來，所有問題都是從思想開始，但產生思想並不是問題所在，那麼問題是什麼呢？問題就在於我們所有的思想都充滿了痛苦的記憶——那些跟人、地、物有關的記憶。

「單靠智力並不能解決這些問題，因爲智力只能處理，而處理事情並不能解決問題，你要做的是放下問題！當你進行荷歐波諾波諾的時候，神性會中和或淨化痛苦的思想。你並非去淨化那個人、地、物，而是去中和跟那個人、地、物有關的能量。所以，荷歐波諾波諾的第一個階段就是去淨化那個能量。

「接著，神奇的事發生了。那個能量不只被中和，它也被釋放了，因此一切都有了嶄新的開始。佛教徒稱之爲『空』。而最後一個階段就是，你允許神性流入，並用光來充滿那個『空』。

「進行荷歐波諾波諾的時候，你不必知道問題或錯誤是什麼，你要做的就是去覺察你在身體、心理或情緒上經歷到的任何問題。一旦覺察到了，你的責任就是立刻開始清理，並說：『對不起，請原諒我。』」

因爲我研究了莫兒娜，甚至找到有她的訪談的DVD，最後終於讓我找到她用來治療他人的祈禱文——不管她有沒有與對方見面。她所唸誦的祈禱文大致如下：

合而為一的神聖創造者、父親、母親、孩子啊……從創世之初到現在，如果我、我的家人、我的親友及我的祖先，在思想、言語、行為及行動上曾經觸犯過你、你的家人、你的親友和你的祖先，那麼我們請求你們的寬恕……讓這種清理、淨化和釋放剪斷所有負面的記憶、阻礙、能量和振動，並把這些不需要的能量，轉化為純淨的光……這一切就完成了。

我不知道這個祈禱文如何開啓他人內在的療癒，但我看得出來這是基於寬恕。很顯然，莫兒娜和修．藍博士都認爲透過請求寬恕，我們能清理出一條走向療癒彰顯的道路。阻礙我們達到安適狀態的不是別的，而是缺乏愛，寬恕則爲愛開了一扇門，讓愛重新回來。

我覺得這一切好不可思議，然而我不確定荷歐波諾波諾如何幫助療癒你、我或精神病患，不過我還是洗耳恭聽。修．藍博士繼續解釋，他說我們要對自己的生命負百分之百的責任——毫無例外，沒有藉口，責無旁貸。

「你能想像，如果我們每個人都知道要負百分之百的責任會怎麼樣嗎？」他問道。「十年前，我跟自己做了個約定：要是我能一整天都不對任何人下評斷，那我就買個超大的巧克力聖代來犒賞自己——大到可以讓我吃到生病的那種。結果我從來沒法做到！我是注意到我更常逮到自己的小辮子了，但是我從來沒有一天能完成這項約定。」

嗯，至少我現在知道修．藍博士也是人。對於他的自白，我深有同感。雖然我在自己身上下了那麼多工夫，但碰到某些人、某些狀況，我還是會希望能有所不同，還是會被惹火。我現在對於生命中的阻礙已經很能寬容以對，但談到熱愛每個人生境遇，我還差得遠。

「但是我要如何才能讓人們了解，我們每個人對問題都有百分之百的責任？」修．藍博士問道。「如果你想解決一個問題，就在自己身上下工夫。如果問題發生在別人身上，你就問自己：『我的內在發生了什麼，讓這個人困擾著我？』人們出現在你生命中就是要來困擾你的！如果明白這點，你就能從任何情境中跳脫出來。怎麼做？很簡單：『對於所有發生的一切，我覺得很對不起，請原諒我。』」

修．藍博士繼續解釋，如果你是一個按摩治療師或脊椎指壓治療師，有人因爲背痛來找你，那麼你要自問的問題就是：「我的內在發生了什麼事，結果以這個人的背痛呈現？」

這個看待生命本身的新方式眞是讓人覺得天旋地轉，在某種程度上，它或許解釋了修．藍博士如何治癒那些患有精神疾病的罪犯。他並沒有在他們身上下工夫，而是在自己身上做功課。

他接著說，原本我們的內心都是純淨的，沒有程式、沒有記憶，甚至沒有靈感，也就是處於零的狀態，沒有極限。但隨著一天天地過活，我們會染上程式和記憶，就像有些人得到感冒那樣。得到感冒並不表示我們不好，但我們必須不計代價地清除掉它。程式也一樣，我們也會染上它，當我們看到別人身上有個程式，我們身上也有，而解決的辦法就是清理。

修．藍博士說：「任何一個願意百分之百對他或她在每個當下所創造的生命負責的個體，都能從問題和疾病中解脫。在古老的夏威夷療法『荷歐波諾波諾』裡，個人會祈求愛來改正他內在的錯誤。你說：『對不起。不論我內在發生了什麼而顯化成這個問題，都請原諒我。』接著，愛就會負責轉化他內在那些顯化成問題的錯誤。」

他還說：「荷歐波諾波諾不把每個問題視爲苦難，而是機會。問題只是過去記憶的重播，它們會出現，是爲了再給我們一次機會，用愛的眼光去看待這些問題，然後出於靈感而行動。」

我不能公布這個工作坊的細節，我是說眞的，我必須簽下一份保密同意書，這主要是爲了保護參與者的隱私。但是我可以告訴你：這一切都跟對你的生命負完全責任有關。

我想你應該聽過這個說法，我也是，但是你從來沒有像在這個工作坊裡教導的那樣，去承擔一切。負完全責任意味著接納所有事物——甚至那些進入你生命中的人，以及他們的問題，因爲他們的問題就是你的問題。他們就在你的生命中，所以如果你對自己的生命負完全責任，那麼你也要全然負責他們經歷的一切。（再讀一遍，不過我想你不敢。）

這眞是個讓人頭腦轉彎、心智打開、腦袋抽筋的概念，以這個概念過活，將會轉化你的生命，讓它從此不同。但僅僅是領會這個百分之百負責的想法，就已經超越我們大多數人能做到的，更別說接受它了。

不過一旦你接受了這個概念，接下來的問題便是如何轉化你自己，好讓整個世界也一起改變。

唯一確定的方法是「我愛你」，那是開啓療癒的密碼。但這個方法是要用在你自己身上，而不是別人身上。記住，他們的問題就是你的問題，所以在他們身上下工夫無法幫助你。他們不需要療癒，需要療癒的是你。你必須療癒你自己，因爲你是所有經驗的源頭。

那就是現代化荷歐波諾波諾療法的精髓，你可以好好咀嚼一番。而當你這麼做的時候，我會持續地說：「我愛你。」

這個週末工作坊傳達的另外一個要點是，你的行動要不是出於記憶，就是出於靈感。記憶是思考，靈感是允許。我們大多數人到現在都還是靠著記憶在過活，但我們對此毫無意識，因爲我們基本上都是無意識的。就是這樣。

從這個角度看世界，神性由上往下傳達了一個訊息，到了你的腦中。但是如果記憶正在播放——它們幾乎沒停過——你就聽不到這個神性傳達的靈感，更別說採取行動了。結果，神性一個字也無法傳進來，因爲你被自己腦中的噪音搞得忙碌不堪，而聽不到來自神性的訊息。

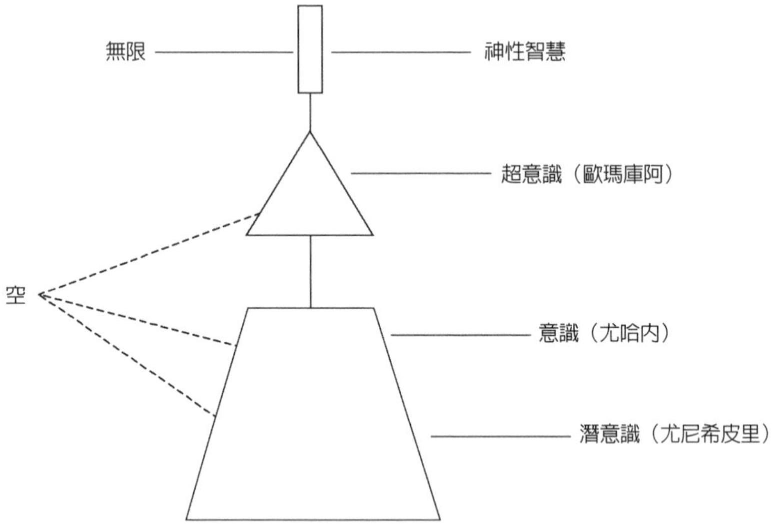

修．藍博士畫了一些圖來闡明他的觀點（請見「空」的狀態圖）。其中有個三角形，他說那就是你這個個體。而在核心中，除了神性什麼都沒有，那就是沒有極限的零的狀態。

你可以從神性那裡接收到靈感。靈感來自神性，但記憶卻是人類集體無意識裡的程式。程式就像信念，一個當我們在他人身上覺察到，就跟他人共有的編製程序。而我們的挑戰就是要清理所有這些程式，好讓自己回到零的狀態，也就是回到靈感發生的地方。

修．藍博士花了許多時間解釋記憶是共有的。當你在別人身上發現了某樣你不喜歡的東西，你自己也有，而你的任務就是清理它。當你清除乾淨後，它也會離開那個人。事實上，它最終會離開這個世界。

「世界上最頑固的程式之一，就是女人對

男人的仇恨。」修．藍博士說，「我持續在清理。這就像是在一片廣大的草原拔除雜草一樣，每根雜草都是程式的一個支柱。女人對男人有著根深柢固的仇恨，我們要去愛它，以便釋放它。」

我對這張圖並不是很了解，它看起來不過像是另一張世界模型或地圖，每個心理學家、哲學家和宗教都會有一張。我之所以對這張圖有興趣，是因爲它似乎能夠幫助療癒整個地球。畢竟，如果修．藍博士能治癒一整個院區患有精神疾病的罪犯，那還有什麼是不可能的呢？

但是修．藍博士指出，荷歐波諾波諾並不簡單，它需要全然的相信。「這並不是一個麥當勞式的生命處理方式。」他說。「這不是速食店的得來速窗口，能讓你馬上拿到你訂購的東西，上帝並不是訂單接收員。你必須持續專注地清理、清理、清理。」

他提到很多人運用這個清理方法，做到了其他人認爲不可能的事。其中一個故事跟某個美國太空總署的工程師有關，她因爲火箭出問題而來找修．藍博士。

「既然她來找我，我就假設自己也是這問題的一部分，」修．藍博士解釋著，「所以我就開始清理。我對火箭說『對不起』。之後，當這個工程師又回來時，她說那火箭不知怎麼地，在飛行中自己恢復正常了。」

進行荷歐波諾波諾是否影響了那枚火箭？修．藍博士和那個工程師認爲是。我跟那個工程師談過，她說火箭不可能自己恢復正常，一定是發生了什麼別的事，那眞是奇蹟。在她看來，那奇蹟是在修．藍博士的幫助下進行清理的結果。

我不太相信這個故事，但我不得不承認我沒有其他解釋。

活動休息期間，有位男士走過來對我說：「有個知名的網路行銷大師跟你的名字一樣。」

我不知道他是不是在開玩笑，所以我問：「眞的嗎？」

「是啊，他寫了很多書，主要是關於靈性行銷和催眠式寫作方面的。他很酷。」

「那個人就是我。」我說。

這個紳士看起來非常尷尬。馬克聽到了整段對話，覺得很幽默。

別人知不知道我是個網路名人已經不要緊了，因爲我在這個會議室出名了。修．藍博士在活動期間多次叫到我，以致於別人都認爲他對我另眼相待。有個人問我：「你跟修．藍博士有什麼關係嗎？」我說我跟博士沒有關係，然後問他爲什麼會這麼認爲。「我也不知道，他看起來好像很關注你。」

我從來沒有因爲被另眼相待而有負面的感覺。我喜歡這種關注，並認爲這對我個人會有幫助，因爲修．藍博士知道我寫過不少書，並且在網路上有些追隨者。我確信他在某種程度上知道如果我學會了這個療法，我將可以幫助很多人。

當時，我並不知道他是受了神性的啓發，而在訓練我成爲一個靈性導師，但不是這個世界的靈性導師，而是我自己的導師。

我愛你

當你展現眞我的時候，你就被准許獲取所有完美的、完全的、完整的，以及對你好的事物。當你是你的眞我時，你會自動以神性的思想、言語、行爲和行動的方式經歷到完美；而如果你放任有毒的思想當家作主，你就會自動以疾病、混亂、怨恨、沮喪、批判和貧困的方式經歷到不完美。

——伊賀列卡拉・修・藍博士

我竭盡全力吸收修．藍博士傳遞的訊息，但還是有太多我想要、也需要學習的東西。我是個海綿，總是敞開心胸去接收別人的想法。當我第一次參加這個活動時，我開始覺得我人生唯一的功課，就是對出現在我生命中的一切說「我愛你」，不論我認爲那些是好是壞。我越是能消融我看到或感覺到的限制程式，就越能達到零極限的狀態，並透過我，將平靜帶到地球。

馬克就比較沒辦法理解這個研討會所傳達的訊息，他一直想把它放在邏輯的框架下。我越來越清楚，大腦根本不知道發生了什麼事，所以試圖找到一個合邏輯的解釋注定會失敗。

修．藍博士重複強調，每一個瞬間有一千五百萬位元的資訊發生，但我們的意識只能處理其中的十五位元，所以我們不可能理解發生在我們生命中的所有元素。我們必須放下，必須相信。

我承認有很多話聽起來非常瘋狂。活動期間，有位男士說他看見牆上開了一扇門，一個死人從那裡飄過。

「你知道爲什麼你會看見它嗎？」修．藍博士問。

「因爲我們之前談到了靈魂。」有人回答。

「沒錯，」修．藍博士認同道，「因爲你們的談論，所以它們被吸引過來。你們並不希望看到另一個世界，因為你們在當下、在這個世界已經有做不完的事。」

我倒沒看見什麼幽靈，我也不知道那些看見的人是如何做到的。我喜歡《靈異第六感》這部電影，但我希望它只是電影，我可不希望幽靈出現，還跟我說話。

然而對修．藍博士來說，這顯然是很平常的事。他說他在精神病院工作的時候，半夜會聽到馬桶自己沖水的聲音。

「那個地方充滿了幽靈。」他說。「早些年，很多病人在醫院裡過世，但他們並不知道自己死了，所以還留在那裡。」

他們還使用那裡的廁所？

顯然如此。

但如果這還不夠奇怪，那修．藍博士繼續解釋說，要是你曾跟某人談話，注意到他的眼睛幾乎是全白的，然後周圍繞著一圈混濁的薄膜，那麼他就是被附身了。

「不要試著跟那人說話。」他這麼建議。「你反而要去清理你自己，並希望你的清理能移除占據了他的黑暗。」

我算是個思想開放的人，但是這些幽靈啦、被附身的靈魂啦，還有半夜使用廁所的鬼的說法，還是讓我很難吃得消，但我還是待了下來。我想知道那個關於療癒的終極祕密，這樣我就可以幫助自己和其他人獲得財富、健康和快樂。我只是沒想到我還得穿越無形的世界、進入「陰陽魔界」，才能到達那裡。

在活動的另一個階段，我們躺在地板上做一些運動，來開啓我們體內的能量。修．藍博士把我叫過去。

「當我看著這個人時，我看到斯里蘭卡的饑荒。」他告訴我。

我看著那個人。我只看到一個在地毯上伸展身體的女人。

「我們還有很多要清理的。」修．藍博士說。

儘管很迷惑，我還是盡我所能地去練習我所理解到的。最簡單的就是一直說「我愛你」，所以我就這麼做了。有天晚上，當我走進廁所時，我發覺自己有尿道感染的徵兆。當我感覺到感染的同時，我就對神性說「我愛你」。不久我就忘了這件事，然後第二天早上，感染消失了。

我持續地在心裡說「我愛你」，一次又一次，不論發生了什麼好的、壞的或不同的事。我盡力在每個當下清理任何事物，不管我是否覺察到清理的內容。我舉個簡單的例子來說明這是如何奏效的：

有一天，我收到一封讓我非常不愉快的電子郵件。以前我會採取的處理方式，要不是去探索自己的情緒按鈕，不然就是試圖規勸那個寄給我惡意郵件的人。這一次，我決定試試修．藍博士的方法。

我不斷安靜地說「對不起」「我愛你」。我並沒有針對某個人說，我只是喚起愛的靈性，來療癒我內在創造或吸引了外在情況的那個部分。

然後在一個小時內，我收到了同一個人寄來的另一封電子郵件，他為他先前發的那封信道歉。

記住，我並沒有採取任何外在行動來獲得這個道歉，我甚至沒有回信給他。然而，透過重複地說「我愛你」，不知怎麼地就治癒了我內在隱藏的限制程式——那個我和他都參與其中的程式。

實行這個方法不表示會立刻有結果，它的目的也不是為了達到什麼成果，而是為了得到平靜。但是當你這麼做的時候，你常常會在第一時間就獲得你想要的結果。

舉個例子，有一天我的一位員工突然消失了。他原本該在緊迫的截止日前完成一個重要的專案，但是他不僅沒有完成，而且好像人間蒸發了一樣。

我當時很不能接受。儘管那時我已經知道修．藍博士的方法，但當我滿腦子想說的都是「我要殺了你」時，實在很難說出「我愛你」。只要一想到那位員工，我就憤怒到不行。

不過，我還是持續不斷地說「我愛你」「請原諒我」和「對不起」。我並沒有對著任何人說這些話，我只是因爲要那麼說而說。當然，我並沒有感覺到愛。事實上，我花了三天時間實行這個方法，才在我的內心找到一點接近平靜的感覺。

而那位員工就在此時出現了。

他進了監獄，打電話來求救，我也幫了他。而在跟他打交道時，我持續練習「我愛你」。雖然沒有看到什麼立即的成果，但我在內在找到的平靜已經足以讓我快樂。而且不知怎麼地，我的員工在那個當下也感應到了，就是在那個時候，他請求獄卒讓他使用電話，然後打電話給我。當我一跟他通上話，我就得到所需的答案，可以完成那個緊急專案了。

當我第一次參加修．藍博士主持的荷歐波諾波諾工作坊時，他讚美了我寫的書《相信就可以做到》。他告訴我，當我清理自己時，我的書的振動會提升，而每一個讀到那本書的人都會感應得到。簡單地說，當我提升了，我的讀者也會跟著提升。

「那麼那些已經賣出去的書呢？」我問。

「那些賣出去的書並不在外面，」他解釋道。他那不可思議的智慧再次令我折服。

「它們仍然在你裡面。」

簡言之，就是沒有什麼「外在」。

這個高深的方法勢必得用一整本書才有辦法詳述它的深度——這也是爲什麼我會在修．藍博士的同意下寫出這本書。這麼說吧，無論何時你想改善你生命中的任何事物——從財務到人際關係——你只要探求一個地方：你的內在。

並非每個參加活動的人都能理解修．藍博士談的東西。接近最後一天的時候，那些人開始連珠砲似地向博士提出許多問題，所有問題都來自「邏輯頭腦」，例如：

「我的清理如何影響到另一個人？」

「這裡面，自由意志在哪裡？」

「爲什麼有那麼多恐怖分子攻擊我們？」

修．藍博士沉默了。他好像在對著我看，我坐在房間後面。他似乎很挫折。想到他所傳遞的訊息就是沒有「外在」，一切都存在你的內在，他大概覺得那些人的缺乏理解，正反映了他自己也是缺乏了解。他看起來好像要嘆氣了。我只能想像他當時正在心裡面說：

「對不起。我愛你。」

我注意到許多參加活動的人都有一個夏威夷名字，但他們看起來並不像是夏威夷人。

馬克和我問他們是怎麼回事，他們說如果你覺得有必要，可以請修．藍博士幫你取個新名字，這是爲了在到達無我並在零的狀態與神性合一的道路上，與新的自我認同。

我了解新名字的力量。早在一九七九年，我有個名字叫思瓦米．阿南達．文殊師利，那是我當時的導師巴關．希瑞．拉希尼希（譯注：也就是奧修）幫我取的。那時我還在與我的過去掙扎、與貧困搏鬥，並找尋人生意義，這個名字幫助我重新開始。我用了這個名字七年之久，很自然的，我會想到修．藍博士也許願意，或者可以給我取個新名字吧。

當我這麼問他的時候，他說他要問問神性。當他感覺到天啓時，他會告訴我他接收到了什麼。而在第一次的研討會之後大約一個月，他寫信給我：

喬：

那天我看見一片雲出現在我的腦海裡。它開始變化，緩慢地翻轉成柔軟的鵝黃色。之後，它伸展開來，像個孩子一樣，在無形中醒來。而在那無形的地方，浮現了一個名字——阿歐．庫（Ao Akua），也就是「神性的」之意。

我今天在一封電子郵件裡收到下面這個句子：

「賜予我生命的神啊，願你賜給我一顆充滿感恩的心。」

祝你擁有超越一切理解的平靜。

大我的平靜
伊賀列卡拉

我很喜歡阿歐．庫這個名字，但不知道如何發音，所以我又寫信請修．藍博士幫忙。

他回信如下：

喬：

阿（A）的發音，跟英文字「父親」（father）中的a一樣，發「阿」的音。
歐（O）的發音，跟英文字「喔」（Oh）一樣。
ㄎ（K）的發音，跟英文字「廚房」（kitchen）中的k一樣，發「ㄎ」的音。
ㄨ（U）的發音，跟英文字「藍色」（blue）中的u一樣，發「ㄨ」的音。

大我的平靜
伊賀列卡拉

我終於知道怎麼唸這個名字了，我很喜歡。我從未在公共場合用過這個名字，但我在寫信給修．藍博士的時候用過。之後，當我開始經營部落格時，我就用「阿歐．庫」來署名。雖然很少有人問我名字的問題，我還是好愛這個名字，因爲它讓我感覺，透過使用這個詞，我請求了神性來清理我的部落格。對我來說，這個詞能夠撥開雲層，讓我看見神。

雖然這場週末的訓練把「我愛你」灌注到我的腦子裡，至少暫時有這個效果，但我想要更多。我寫信問修．藍博士能否到德州來對一群朋友談談荷歐波諾波諾，這是我想跟他多學點東西的小計畫。他可以飛到德州來講一小堂課，然後待在我這裡。當他跟我在一起的時候，我就能挖出他腦子裡的東西，包括他是如何治癒那一整個醫院裡患有精神疾病的重罪犯。修．藍博士同意了，並回覆如下：

喬：

謝謝你打電話給我。你不需要那樣做，但是你做了。我很感激。

關於我二月份到奧斯汀的非正式拜訪，我想向你提議一個訪談的形式。或許訪談的背景可以設定成是在調查一種問題解決方法，就像你在你的書《內在的冒險：內在世界新聞記者的告白》報導的那樣。在這個訪談安排中，我認爲你不只是個訪問者，而我也不只是被訪問的人。

在傳達訊息時，清晰的表達是非常重要的，不管是想用哪種藝術形式來表達。舉例來說，很多人都只在意問題本身，卻不關心問題的肇因。那麼，一個人要如何解決連他自己都不清楚的問題呢？該在哪裡找到這個問題，以便處理掉它？在大腦裡嗎？那是什麼？還是在身體裡（大多數人都這麼認為）？或是都有可能？或許問題都不在這些地方。

甚至還有個問題：是誰或什麼來解決這個問題的？

就如你在你的書中提到的，即使有人嘗試用投票或論壇的方式來解決問題，還是很難避免批判。然而批判或信念是眞正的問題嗎？就讓大家看見眞正的問題吧。

這個非正式的訪談並不會談論好或壞、對或錯的方法或觀念，它會抽絲剝繭地理出重複出現的渾沌不明。你我哪怕只是清理了汪洋中的一丁點，也算做了非常大的貢獻了。

當然，每個當下都有它特別的節奏和起伏。到最後，就像布魯特斯（編按：羅馬共和時期政治家，和其他元老院議員共謀刺殺凱撒）在莎士比亞戲劇《凱撒大帝》中說的那樣（意譯）：「我們必須等到日子終了，才知道最後的結局是什麼。」我們也是這樣。

告訴我你對這個訪談安排的提議有什麼想法。不像布魯特斯對最後的堅持，我對這個安排保留彈性。

平靜

伊賀列卡拉

我很快地宣布會有一個修．藍博士和我的私人晚宴，我想大概會有五、六個人出席吧。結果，有將近一百個人表示他們有興趣，然後有七十五個人先付費預約了他們的席位。

讓我驚訝的是，修．藍博士向我要了一份出席這次活動的人的名單，他想對他們進行清理。我不太知道那是什麼意思，但我還是把名單寄給他。他回信說：

謝謝你給的名單，阿歐．庫。

只是要清理而已，這是一個把事情清理掉，對神坦承的機會。

「所以，靈魂啊，拿你軀殼的耗損來度日，

讓他消瘦，以充實你的貯藏；

拿無用時間買進永生，
滋養靈魂，休管外表堂皇。
這樣，你將吃掉那以人爲食的死神，
而死神一死，世上就不再有死亡。」

平靜與你同在
伊賀列卡拉

當修．藍博士抵達奧斯汀時，我去接他，他馬上問起我的人生。

「你在一本書中寫到你的人生（他指的是《內在的冒險》），你說你做了各式各樣的事，想要找到平靜，」他開始問道，「結果哪一種有效？」

我想了想說，它們都有其價值，但或許那個「抉擇過程」（Option Process）是最有效、最可靠的。我解釋說，那是一種藉著質疑信念，來找出什麼是眞相的方法。

「當你質疑信念，最後剩下的是什麼？」

「最後剩下的是什麼？」我重複他的問句。「最後剩下的是清晰，對選擇的清晰。」

「那種清晰從何而來？」他問。

我不知道他到底想問什麼。

「爲什麼一個人可以既有錢，又是個混蛋？」他突然問我。

我被這個問題嚇了一跳。我想解釋說有錢跟「混蛋」不一定無法並存，也沒有規定說只有天使才可以富有。也許一個討厭的人對金錢很清楚，因此他可以是個有錢的混蛋。但我當時找不到適當的字句來說明。

「我不知道。」我坦白地說。「我不認爲一個人必須改變自己的個性才可以富有，你只要擁有接納財富的信念就可以了。」

「那麼這些信念從何而來？」他問。

既然參加過他的研討會，我知道怎麼回答：「那些信念是人們從生活中學到的程式。」

接著修·藍博士又轉換了話題，說我的確是個催眠式寫作的專家。他開始接受由我來寫一本關於荷歐波諾波諾的書的想法。

「你現在準備好讓我寫這本書了嗎？」我問。

「先看看這個週末過得如何再說吧。」他回答。

「說到這個，我們要怎麼辦這個晚宴呢？」我問道。我總是想控制局面，以確定我做得很好，而參加的人也得到了他們想要的。

「我從不計畫，」修·藍博士說，「我信任神性。」

「但你要先發言，還是我？或者有其他安排？另外，你是否需要我先爲你唸一下個人介紹呢？」

「看著辦吧，」他說，「不用計畫。」

這讓我覺得很爲難。我希望先知道我需要做些什麼，而修·藍博士卻把我推向黑暗的未知。或許他是把我推向明亮處，那時我並不確定。他接著說了些比我當時所能了解的更睿智的話：

「我們人類沒有意識到的是，在我們活著的每一個當下，我們都持續不斷地抗拒生命。」他開始說著。「這抗拒使我們持續處於與我們的大我意識分離，與自由、靈感，以及那最重要的神聖創造者本身分離的狀態。簡單地說，我們是漫無目的徘徊在心智沙漠裡的流浪者，無法留心耶穌基督的教誨：『不要抗拒』，也不知道另外一個法則：『平靜從我開始』。

「抗拒使我們持續處於焦慮狀態，處於靈性、心智、身體、財務和物質的匱乏狀態。」他又說道，「不像莎士比亞，我們沒有察覺到自己處於一個持續抗拒，而非隨順自然的狀態。我們每經驗到一位元的意識，就同時經驗了至少百萬位元的無意識，而這一位元的意識對於拯救我們是於事無補的。」

那會是個不可思議的夜晚。

他要求去看看我們將要舉辦晚宴的房間，那是在德州奧斯汀市區一間飯店頂樓的大宴會廳。經理禮貌地帶我們進去宴會廳，修．藍博士問我們是否能單獨待在那裡一會兒，經理同意並出去了。

「你注意到了什麼？」他問我。

我環視一周：「地毯需要清理了。」

「你接收到了什麼印象？」他問。「沒有什麼對或錯，你接收到的不一定是我接收到的。」

我讓自己放鬆下來，專注在當下。突然間，我感覺到許多壅塞、疲勞和黑暗。我不太知道那是什麼，或那代表什麼意思，但我還是跟修．藍博士說了。

「這個房間累了。」他說。「人們來來去去，從沒有愛過它。它需要被感謝。」

我覺得有點奇怪。房間跟人一樣也有感覺？

好吧，管他的。

「這個房間說它叫希拉。」

「希拉？這是這房間的名字？」

「希拉想知道我們很感激她。」

我不知道該如何回應。

「我們必須請求在這裡舉辦活動的許可，」他說，「所以我問希拉可不可以。」

「那她怎麼說？」我問道，覺得這個問題有點呆。

「她說可以。」

「喔，那就好。」我回答。我想到我付出去的訂金是不能退還的。

他繼續解釋：「有一次，我在一個大禮堂準備演講，我跟那裡的椅子對話。我問：『我有沒有漏掉誰？是否有人有問題需要我解決的？』有張椅子說：『你知道嗎？今天的前一個研討會，有個人坐在我上面，他有財務問題，而我現在感覺累透了！』所以我清理了那個問題，然後，我就看到那張椅子又挺直起來了。接著我聽到它說：『OK，我準備好可以處理下一個人了！』」

他現在跟椅子對話了？

但無論如何，我還是放開心胸，聽他敘述更多這個奇特的方法。他繼續說明：

「事實上，我是在試著教導這個房間。我對這房間和裡面的每樣東西說話：『你們想學習如何實行荷歐波諾波諾嗎？畢竟我很快就會離開，所以要是你能自己實行這個方法不是很好嗎？』有些回答說好，有些說不好，有些則說：『我太累了！』」

我記得有很多古老文化認爲每樣東西都是活的，而金．佩士芬德．尤恩（Jim PathFinder Ewing）也在他的書《清淨》（*Clearing*）中解釋說每個場所常常都會阻塞著能量，所以認爲房子、椅子有感覺，也不是太瘋狂，這確實是個開拓心智的想法。如果物理學說得沒錯，在我們的認知裡是固體的東西，其實都是能量所組成的，那麼跟房子、椅子對話，也不過就是一種將能量重新調整爲新的、乾淨的形式的方法。

但是椅子、房子會回話？

那時候我還沒準備好要接受這個想法。

修．藍博士看著窗外市區的地平線。高大的建築、州議會大廈，在我看來，這地平線很美。

但在修．藍博士看來就不一樣了。

「我看見很多墓碑，」他說，「這個城市充滿亡者。」

我望著窗外，沒看見任何墳墓，或是死人。我只看見城市。我再次發現，修．藍博士在每個當下都同時使用他的左右腦，所以他能看見建築物和其中的隱喻，並把它們說出來。但我不能，我只是睜著眼睛在夢遊。

我們在那飯店的宴會廳待了大約三十分鐘。就我所知，修．藍博士走了一圈，以清理那個房間，請求原諒，去愛希拉，然後清理、清理、清理。

在那期間，他撥了通電話，告訴電話那頭的人他所在的位置，並描述了一番，然後問她有什麼看法。他似乎在確認自己對此的看法。等他掛斷電話，我們在一張桌子旁坐下來，開始聊天。

「我的朋友說，只要我們愛這個房間，它就會允許我們在這裡舉辦晚宴。」他告訴我。

「我們要如何愛這個房間？」

「只要對它說『我愛你』就可以了。」他答道。

那看起來像個笨蛋。對一個房間說「我愛你」？但我還是盡力去做了。我之前就學到，你不必眞的感覺「我愛你」，它才會有效果，你只要說就行了。那我就說吧。當你說過幾次之後，你就眞的開始感覺到了。

沉默幾分鐘後，修．藍博士又說了更多智慧之語：

「我們每個人擁有的記憶或靈感，對每樣事物都有直接且絕對的影響力，從人類到礦物、蔬菜和動物王國。」他說。「當記憶在一個人的潛意識裡被神性轉化到零的狀態，那麼它在所有的潛意識裡就會統統被轉化到零的狀態——在所有的潛意識裡！」

他停了一下，又接著說：

「所以，無論當下在你的靈魂裡發生了什麼，它也同時發生在所有的靈魂裡。領悟到這個是多麼美妙的事啊！更棒的是，我們該感謝這一切，感謝我們能呼請神聖的創造者來抵銷我們潛意識裡的記憶，到零的狀態，然後用神性的思想、語言、行爲和行動充滿你和所有事物的靈魂。」

對此你會怎麼回應？

我能想到的只有，「我愛你」。

與神性共進晚餐

新版的荷歐波諾波諾是一種懺悔、原諒和轉化的過程，是一種請求愛和「空」來代替有害能量的祈願。愛透過流經心智來實現這一切，從靈性心智，也就是超意識開始，然後流過智力心智，也就是意識，以釋放思想的能量。最後，愛流入情緒心智，也就是潛意識，清空裡頭有毒情緒的思想，然後將自身充滿其中。

——伊賀列卡拉．修．藍博士

有超過七十個人來參加我跟修．藍博士的私人晚宴，我完全沒想到會有這麼多人對這位與衆不同的老師感興趣。他們從阿拉斯加、紐約及其他地方飛來奧斯汀，有些人則從奧克拉荷馬州開車過來。我始終搞不懂爲什麼他們會來，有些人或許是好奇，有些人則是我的書迷，想進一步了解我。

我還是不知道該說些什麼、該從哪裡開始，修．藍博士看起來則是泰然自若。他在一張桌子旁邊吃著晚餐，而每個人都在捕捉他說的每一個字。我的好友辛蒂．凱西曼分享了她的經驗（喔，對了，她計畫成爲第一個在外太空結婚的人）。

這天是二〇〇六年二月二十五日，星期六，我去奧斯汀市聽修．藍博士演講。晚餐時我坐在他旁邊。他傳達的訊息是要百分之百地負責，而我親眼見到了一次強大的能量轉化。

跟我們同桌的一位女士不停地抱怨一個男人，說他在她氣喘發作時沒有打電話給醫院。修．藍博士停了一下，對她說：

「我只關心你的事，而我聽到神性說你要多喝水，那對你的氣喘病會有幫助。」

那位女士的能量立刻從抱怨轉化為感激。親眼見到這個讓我非常興奮，因為我察覺到自己在心裡默默地批判她：「她在抱怨。」然後我發現自己很想遠離那些愛抱怨的人。而修・藍博士把這個負面能量轉化為愛與正向的能量。

接著，我拿出我的瓶裝水，指著這瓶旅館的水對修・藍博士說：「他們的水不太好！」

然後修・藍博士對我說：「你知道你剛剛做了什麼嗎？」

當他這麼說時，我領悟到我剛剛對水發送了一個負面的振動。哇！我再一次感謝我又意識到自己在做些什麼。

他告訴我他是如何時時刻刻清理自己的，意思是說，當那位女士在抱怨那個男人時，修・藍博士自問：「我的內在發生了什麼，而經由她顯現出來？我該如何負百分之百的責任？」

他將自己的能量傳送給神性，並說：「謝謝你，我愛你，對不起。」然後他聽到神性說：「告訴她要多喝水。」

他還告訴我：「我知道如何清理，所以她和我都得到我們各自需要的。」

他與神對話，然後神對他們說話。當我在清淨狀態時，我會像神看著他們那樣，看待每個人。

我問修・藍博士能否跟他約個時間見面，他拒絕了，因為神性告訴他我已經有了內在的覺知了。

這對我真是個美好的肯定。

總之，我今晚學到的是：

①見證了修．藍博士如何將那位女士的能量從抱怨轉化為感激。

②察覺到自己是如何去批判那位女士和水的。

③了解他用來清理自己的系統，以及這個系統對所有使用它的人會產生的強大力量。

④記得多說「謝謝你」和「我愛你」。

晚宴的開場，我自然說起我是如何得知這位神祕治療師，以及他治癒了整個院區患有精神疾病的罪犯的故事。我引起了全場的關注。當我跟修．藍博士公開對談時，我請大家自由發問。我們的對談就像蘇格拉底和柏拉圖的對談那樣，只不過說到像柏拉圖（Plato），我倒覺得自己比較像「培樂多」（Play-Doh）（譯注：作者用Plato和Play-Doh的諧音來幽自己一默，說自己像美國的培樂多黏土玩具）。

修．藍博士開場說：「人們問我：『嗯，那信念呢？那情緒呢？那種種問題呢？』我並不處理那些東西。我並不管『怎麼會』那些廢話，但你們還是會問我，所以我還是要處理那些東西！但這就像是我伸出手，碰到了會馬上燙到我的東西，我立刻把手伸上來。所以，當有某事發生時，甚至在它發生之前，我已經收起我的手了。

「這就像是我在走進這房間之前——這房間是神聖的——我一定會跟它交談。我問這房間它叫什麼名字，因爲它眞的有名字。然後我對它說：『我可以進來這房間嗎？』房間回答說：『可以，你可以進來。』但假設這房間回答：『不行，你這個人還滿糟的！』那麼我就會內觀我自己，做些我該做的事，之後當我走進來的時候，我就會在一個治癒的狀態——你常常聽到一句對醫生說的老句子：『先把你自己治好吧！』所以我要確保我進來的時候是健康的、沒有問題的，哪怕只是一會兒。」

我打斷了修．藍博士的話，先給大家一些背景資料。我想讓大家知道修．藍博士是什麼人、爲什麼我們會在那裡。還有，我們正在進行的沒有強制性、不拘形式，所以我建議大家放輕鬆，保持開放的心來交流，因爲你永遠不知道修．藍博士會說些或做些什麼。

他問大家爲什麼有人會得乳癌，沒有人能回答，他自己也說不上來。他指出，每個當下都有數百萬位元的資訊在四處流動，但我們每次能意識到的可能還不到二十位元。這是他常常談到的話題，但也是他訊息的精髓所在：我們一點也不知道發生了什麼。

「科學並不確定我們的生命是怎麼回事，」他解釋著，「甚至因爲『零』，連數學也是不清楚的。在查爾斯．席夫（Charles Seife）的書《零的故事——動搖哲學、科學、數學及宗教的概念》（*Zero: The Biography of a Dangerous Idea*）的結尾，作者下結論：『科學家所知道的只是，宇宙從空無中來，也將回歸到空無中去。這個宇宙始於零，也終於零。』」

修·藍博士繼續說：「所以，我已將我心智的宇宙回歸到零，那上面沒有任何資料。你應該聽過其他不同的說法：空、空無、純粹，隨便你怎麼稱呼它。我的心智現在已回到零的狀態，不論會發生什麼——即使我沒有意識到——我將要說的方法就是持續不間斷地回歸到零，所以我才能處在零的狀態。」

我看得出來大部分人都被修·藍博士吸引住了，但也有一些人，就像我，還在狀況外。但修·藍博士繼續說：「只有當你的心智處於零的狀態，創造力才能發揮作用，那叫作『靈感』。用夏威夷話來說，『靈感』就叫作『哈』。

「如果你去過夏威夷（譯注：Hawaii，音似『哈哇夷』），哈（Ha）的意思就是『靈感』（編按：原文為inspiration，有靈感及吸氣之意），哇（Wai）是『水』，夷（I）是『神的』，而夏威夷（Hawaii）則是『神的呼吸和水』，這就是『夏威夷』這個字的意思。夏威夷這個字本身就是一個清理的方法，所以無論我身在何處，我會確認一下——舉個例子來說，在我步入這房間之前，我會問：『有什麼是我不知道、需要我去清理的？我不知道發生了什麼事，所以那需要清理的東西到底是什麼？』所以，如果我用一個叫『夏威夷』的清理方法，我就會得到連我也沒有意識到的訊息，然後回到零的狀態。

「只有在零的狀態……有件事你必須了解：心智每次只能爲兩位主人的其中一位效勞，要麼它就是爲你腦袋中發生的任何想法服務——這個叫記憶——要麼它就是爲靈感所用。」

這個話題越來越有趣。接著，修．藍博士更深入地解釋：

「神性的智慧是所有靈感的源頭，而它就在你之內！它不在外在的任何地方，你不需要到達某個地方，你不需要找到任何人，它已經在你之內！接下來的層次叫作超意識，這很簡單。夏威夷人稱之爲『歐瑪庫阿』（Aumakua）。歐（Au）的意思是『穿越所有時間與空間』，然後瑪庫阿（makua）是『聖靈或神』，意思是說，有一部分的你是沒有時間性、沒有界限的。那一部分的你確切知道正在發生些什麼。

「然後就是你的意識，夏威夷人稱之爲『尤哈內』（Uhane）。接著，就是你的潛意識，夏威夷人把它叫作『尤尼希皮里』（Unihipili）。

「所以，覺知裡面最重要的一件事就是去探究：『我是誰？』我們正在說的——也就是我正在跟你們分享的——就是你的身分包含了這些心智的元素。現在，你必須知道這個心智是空無的。那麼，這個心智是零，那你是誰？你是神聖的存有——也就是零。那麼，爲什麼你想要成爲零？

「當你是零的時候，所有事物都是可得的！所有事物！意思是說，你是被根據神的樣子創造出來的。我會把這說得更清楚，因爲我聽到了一些東西，但是我希望你們被神性清理。

「所以，你是被根據神的樣子創造出來的，那意味著你被創造的某一面是空的、無限的。只要你願意放下那些沒用的垃圾，讓自己淨空，那麼靈感會立刻充滿你的存在，你就自由地回家了。你甚至不需要知道自己已經自由地回家了，因爲大多數時候你都不會知道。『它在哪裡？它在哪裡？我已經被清理了！趕快告訴我它在哪裡？我會更努力的。』大多數時候你都不會知道！

「當智力被套牢時，它只會越來越被困住。那就是夏威夷人說的『庫凱帕』（Kukai Pa'a）。有人知道庫凱帕是什麼意思嗎？它的意思是智力的便祕——不好意思，我說得比較粗俗。」

有個人發問：「但是如果我跟另外一個人之間有些問題，你的意思是說需要修正的是我，不是那個人？」

「如果你和某人之間有問題，那麼問題不是那個人！」修．藍博士聲明道，「那是你對某個浮現的記憶的反應而已。跟你有問題的是那個記憶，而不是那個人。

「我輔導過那些憎恨自己丈夫或妻子的人。有一次，有位女士說：『我在考慮去紐約，那樣我就會有更好的機會。』然後我聽到神性說：『嗯，不論她去哪裡，她的問題會一直跟著她！』」

修・藍博士接著解釋說，當有人打電話找他治療時，他會內觀自己，而不是那個打電話來的人。

「例如，我最近接到一位九十二歲婦人的女兒打來的電話。她說：『我母親的臀部已經痛了好幾個星期。』在她跟我通話的同時，我問神性這個問題：『我的內在發生了什麼事，導致這位婦人的疼痛？』接著我問：『我該如何修正我內在的這個問題呢？』答案出現後，我就照著所接收到的去做。

「大約一個星期過後，那位女士又打電話跟我說：『我母親現在感覺好多了！』這並不表示問題不會再發生，因為一個看似相同的問題常常是由多種原因造成的，但是我持續在自己身上下工夫，而不是在她身上。」

另外一個人問到發生在國外的戰爭，他想知道自己對此是否有責任。更確切地說，他想知道修・藍博士對此做了些什麼。

「哦，我覺得我有責任！」修・藍博士一點也不含糊其辭。「我每天都在清理，但是我不能說我去清理，然後我就要那件事被處理好。只有神知道會發生什麼。但是，我做好我該做的事，也就是清理，例如把醫院清空。我們夏威夷已經沒有收容殺人犯的精神病院了，那裡沒有了！我已經盡力做了我該做的部分。也許如果我清理得更多，結果會更好，但我也是人，只能盡力做到最好。」

我看得出來修．藍博士有點累了，我感覺到他今晚想到此爲止。對所有人來說，這眞是個難忘的夜晚。

但一切並沒有止於那個晚上。

就在演講和晚宴的隔天早上，我、修．藍博士、伊麗莎白．梅可（《馬與道途》的作者），還有一些其他人一起吃早餐。每當我在修．藍博士身邊的時候，我的內在就會變得沉靜。或許我感受到了零的狀態，或許沒有。誰知道？

但在某一刻，我突然獲得一個靈感，想舉辦一個週末活動，名稱就叫作「彰顯週末」之類的。我不知道這個點子從哪兒來的，至少當時不知道。現在我知道它是來自神性的啓發，但吃早餐的時候，我覺得那是一個我不想要的好主意。

當時我正在忙很多事，專案啦、旅行啦、宣傳啦、健身比賽等等，我並不想在自己的待辦事項清單上多加一條。我試著抗拒這個點子，決定靜觀其變，看看它是否會就此消失。

結果並沒有。三天後，這個點子還是在我腦袋裡。修．藍博士告訴我說，如果一個點子在多次清理之後還是在那裡，那就照著行動吧。於是我就寫了一封畢生寫過最爛的電子郵件，寄給我資料庫裡所有的連絡人。讓我感到驚奇的是，有一個人在我發送完郵件的三分鐘後，就打電話來登記要參加這個活動。她一定就坐在電腦前面，幾乎是等著收到我的訊息。

剩下的登記參加名額也很快就滿了。我只想要有二十五個人來參加活動，這是我強加在自己身上的限制，只因爲我覺得對著二十五個人演講，比對著兩千五百人來得容易。更何況，我之前從沒辦過這種專題討論，事實上，我根本不知道該怎麼做。

我跟修．藍博士提到這個靈感，還有我的顧慮。

「我唯一的建議是不要做計畫。」他說。

「但我總是會做計畫。」我解釋著。「我會寫講稿、製作投影片，還會準備講義。演講的時候知道自己要說些什麼，會讓我比較安心。」

「只要你能信任神性，相信祂會照顧你，你會感覺更好。」他回應道。「我們會清理這個的。」

聽他這麼說，我知道他的意思是，既然這件事情已進入他的經驗，就代表他也必須做些清理。再說明一次，一切都是共享的，你的經驗就是我的經驗，反之亦然，一旦我們意識到它的話。

我盡力不去計畫這個活動。雖然我在某一刻向我的恐懼妥協，做了一份要發給每個人的講義，但我並沒有用到，甚至沒看上一眼。也沒有人介意。

我在開場時這麼說著：「我一點也不知道要在這次活動做些什麼。」

每個人都笑了。

「我不是在開玩笑，」我說，「我真的不知道該說什麼。」

全場又是一陣大笑。

接著，我告訴每個人有關修．藍博士，有關荷歐波諾波諾，以及「你創造了你的實相」這句話的含義是如何超乎他們曾經有過的理解。

「在你生命當中，如果有誰是你不喜歡的，」我解釋著，「那麼是你創造了那個現實。如果你創造了你的實相，那麼你也創造了他們。」

那是個不可思議的週末。直到今天，當我看著那天活動團體照裡的每個人，我都還能感受到我們共同分享的愛。

但對我來說，這只是個開始。

我還有很多要學習的。

眞實故事

你一定要進入黑暗，才能展現你的光。

——黛比・福特，《黑暗，也是一種力量》

許多參加晚宴和「彰顯週末」靈修活動的人都有了突破。在這一章裡，你將讀到他們的眞實故事，然後你會明白荷歐波諾波諾這個療法的力量。

我尋覓氣喘療法尋覓了一輩子，終於結束了……

在一個不可思議的晚上——二〇〇六年二月二十五日——困擾我五十多年的氣喘和過敏症狀，忽然神奇地停止了。

那一天稍早，當我正輕鬆地吃著德州風味的墨西哥午餐時，我感覺內在有一陣「胎動」。喔，那感覺非常奇妙，好像有什麼事正在發生，而我正在被治療。一陣愛的波浪淹沒了我，之後我繼續吃午餐。

那天晚上，飯店會議廳的空氣中充滿電流，那是一種無法解釋的興奮在沸騰。修·藍博士，也就是主講人，最後和我坐在同一桌。用餐到一半時，我告訴他一次氣喘發作的經驗，稍後他就把這個用來當作他談話的開頭。

我對於夏威夷民俗療法「胡那」的靈性療癒模式很熟悉，但對於修·藍博士詳細說明的那個療法，其核心的治療與寬恕的方法與哲學並不了解。修·藍博士告訴我們，他正在清理出席晚宴的每一個人——透過讀我們的名字，得到清明，與我們合一。怎麼做到的？他是透過表達對每個人的愛，透過請求原諒——原諒他和他的祖先在過去或現在，有意識或無意識地對我們及我們的祖先所做過的錯誤行為，這個請求原諒的範圍一路回溯到微生物時代。哇！要清理的可真多——如此一來，他和我們就可以回到存在於神性裡的真實關係。

隔天奇蹟就開始展現了。我跟我的良師益友和他妻子約了吃午餐——雖然我從外地來，也不曾和他們親自見過面。我必須走過好幾個街區才到得了那間餐廳，然而我發現我在這段路程中居然完全不需要使用氣喘吸入器，那是最不尋常的第一個徵兆。他們說我停車的地方距離餐廳非常遠，我告訴他們也許我已經沒有氣喘了，感覺起來似乎是這樣。

當天傍晚，我很榮幸地可以跟修．藍博士共進晚餐。我們談到荷歐波諾波諾的療癒，也談到既然我現在已經體驗過了它對我的氣喘病所展現的力量，那麼我就可以去幫助有同樣問題的人。修．藍博士也提到飯前喝水很重要，這樣可以沖掉毒素，也可以讓家庭環境擺脫雜亂。嗯哼！

而且，原來最好的結果還可以變得更好。六個月過去了，雖然期間我得了支氣管炎，但是不用吃藥就復原了。我再也沒有發出喘息聲，也不再需要吸入器或任何一種氣喘藥物。從那時候開始，我可以在家跟貓咪、小狗、小鳥共處好幾個小時沒問題，不會發出喘息聲，也不需要吸入器。我肺部的聲音跟鈴聲一樣清晰，而這是這輩子第一次，我可以深深地、徹底地呼吸。哇！

修．藍博士，雖然你不把這個叫作治療，也不稱你自己為治療師，而且你會說這是宇宙和我的靈魂做到的，我還是要謝謝你。也謝謝喬．維泰利跟我們分享修．藍博士，以及那個神奇的療癒之夜！我永遠感激！

瑪莎．史尼

⁘ ⁘ ⁘ ⁘ ⁘

這裡還有一個故事：

一個愛爾蘭人發現了阿囉哈

十年前開始，我就利用荷歐波諾波諾來認識自己。經過了多年來對亞洲治療、武術和能量工作系統的研究之後，我開始了解這個來自夏威夷的問題解決方法。

在尋找所謂「開悟」的過程中，我有過許多困難或不愉快的經驗。身為一個愛爾蘭人，我一向認為「布丁的味道要吃了才曉得」（意思是，空談不如實證），但從小生長在麻州的南波士頓（一個像釘子一樣剛強的愛爾蘭勞工階級社區，在這裡，槍聲和警笛聲就像城市裡的鳥叫聲），這裡並不常有機會可以發掘對宇宙的抽象理解。因此，我一發現有免費講座可以參加，馬上抓住機會，希望可以試試這個對生命的夏威夷式理解。

我發現了很不一樣的東西。許多系統都是在運用、移動能量（像是在棋盤上移動棋子），荷歐波諾波諾卻讓我認識到該如何擦掉我內在那些顯化成外在問題的負面元素（也就是把棋盤上的棋子統統拿掉）。不用說，這引起了我的興趣。許多觀念在當時飛過我的大腦，這一切對我來說都是新的東西。但在講座的最後，我決定我要給這兩個被當作禮物送出的免費方法一個機會，開始盡量在一整天內使用它們，還有在我幫別人按摩的時候也是——我總要「吃了才曉得布丁的味道」。

過去我從事推拿的工作，而隨著時間過去，我對於治療的觀點開始轉變。在實行那個方法之前，我對於一個人的內部出了什麼問題，有一套固定的見解——這是根據亞洲的能量與經絡傳統而來的。然而當我用了那個方法之後，我發現我對於怎麼發生、為什麼會發生的看法改變了，而且這跟我之前受過的訓練不一致，因為我會開始治療跟客户所說的問題無關的區域。當我這麼做的時候，不管是碰到哪一種問題的客户都會告訴我，他們幾乎是立刻就感覺到效果了。不用說，我開始更努力研究，也開始對這個夏威夷技巧有更多了解。隔年春天，我參加了完整的訓練，也開始真正運用這個方法。

有一天，我接到以前的客戶J的電話（J是一位執業的心理學家），她要我跟她非常擔心的一位患者見個面（在此我稱那名患者為F）。F被診斷出有躁鬱症，企圖自殺多次，所以為了她的安全，她有幾次被送進醫院。我問J：「我對你做了什麼？」她笑了出來，說道：「我知道你能幫助她。你一定要幫助她，如果你不幫她，她會過不了這一關。」所以我答應了。快結束通話時，J說F曾被一個按摩治療師襲擊過。我問我自己：「我要怎麼做，才能幫助這位女士？」

那晚回到家後，我坐了好一會兒，思考著我能做些什麼、我該如何造成這種程度的改變。內省一陣之後，我的腦子裡出現「荷歐波諾波諾！荷歐波諾波諾！」——就像一張壞掉的唱片，一直播個不停。我因此開始使用這個方法，就像之前從沒用過一樣。在進行每個療程時，我在開始之前、治療當中，以及療程結束很久之後，都投入了馬拉松式的心力，而我從不曾告訴F我的祕密。我們每次碰面時，治療室都會充滿笑聲，空氣裡有種濃厚的平靜感，因為我清理了。長話短說，F徹底改變了。她現在是個有能力的女性，可以處理在生活中面臨的所有事。她活生生地證明了：如果我們負起百分之百的責任，情況真的可以改變。

我的推拿工作也向前邁進、有了轉變，而我幾乎不再碰觸任何客戶。現在，我發現自己行駛在人生的道路上，偶爾碰到路上的減速檔，對於這個清理接下來會把我帶往何處感到驚奇。這一路走來容易嗎？不容易，但我真的珍惜所有發生的狀況，因為它們讓我了解自己是誰。

在擔任「宇宙的自由・大我基金會」多年的義工之後，我的看法很簡單：討厭的事物總是會以各種形式出現，可能是家庭問題、壓力、評價或戰爭，而一開始，要你接受這些東西實在很難。不過現在，與其說「為何是我？」（這引發了一種內疚反應），不如說「我有責任」（沒有愧疚），然後就透過荷歐波諾波諾這個方法放下，讓神接手吧。

這是一件很難、很難做到的事。啊，我有說很難嗎？但我相信有一種平靜正在發生，而且我們真的無法領會它的整體性，因為有那麼多實相在與我們相同的時間架構裡共存著。我們不應該浪費時間去問「如何」「為何」「何時」，還不如就「做」吧。

這樣一來，我們可以從阻擋自己的路離開。一旦我們以任何形式離開自己的內在，去責怪、反擊、發牢騷、訴苦等等，我們都會看不見眼前的問題——也就是看不見釋放自己內在問題的機會。如果我們責怪，連結就斷了（就像沒繳有線電視費，斷線！看不到HBO了）。

我們可以選擇不要自以為是，也不要沮喪，而只要不帶批判地繼續下去——對「自我」這個最珍貴的禮物不帶批判。

如果我在清理的過程中犯了錯誤，我就起床，梳洗自己，然後重新開始——又是另一個「知道布丁味道」的機會。

謝謝你。

布萊恩．歐．柯林斯

⁂ ⁂ ⁂ ⁂ ⁂

下面是來自路易斯．格林的信：

親愛的喬：

再次謝謝你促成了這次與修．藍博士共處的晚間聚會，也謝謝蘇珊注意到細節，幫我在凱悅酒店訂了一份全素餐點。我很高興能跟你和娜瑞莎坐在一起，並且認識你們兩位，以及同桌其他很棒的人。

能坐在前排與修．藍博士近距離接觸，真是我的榮幸。他在回答我的疑惑時表現出來的慈祥、寬厚，也讓我受寵若驚。

在那個晚上之後的兩星期裡，我有了很多神奇的經歷，我很樂意與你分享。有件事我一直提醒自己記得：修・藍博士為了幫助我而向神性請求清理，所以每當我試著實行荷歐波諾波諾時——雖然我還是偶爾才做——我仍然受益於他的祈禱。

才剛聽完錄音，我就收到分享「與修・藍博士有關的故事」的邀約

我要提到的第一個經歷是蘇珊寄給我的電子郵件，信中邀請我分享那晚與修・藍博士聚會的故事，或者我對那場聚會有什麼回應。有趣的是，我買了你的書《我夢想，因為我不絕望》，並下載了你和修・藍博士談話的MP3檔案。我才剛又把那談話錄音聽完一次，就在收件匣裡發現蘇珊的信。

我的訴訟未公開，卻聲聞全國

第二個經歷非常難以置信。我在二月二十三日去奧斯汀之前，有一件新的訴訟案要申請。我來不及在離開之前把所有東西都準備好郵寄出去，只好在第二天早上（二月二十四日）從奧斯汀的郵局寄。令人難以理解的是，我那些資料居然在郵寄過程中被弄丟了，最後直到三月六日（星期一）才寄到目的地立案。

我隸屬於一個全國性的電子郵件論壇服務網，這個論壇服務的對象是幫消費者打官司的律師。上週五下午，一個在康乃迪克州的律師寄了一份在奧克拉荷馬州加拿大郡立案的案件摘要，並詢問是不是我在奧克拉荷馬州突沙市的同事立的案。我差點昏倒，那是我的案子啊。我回信給她，並打電話到她辦公室，想問她是怎麼知道這個案子的。接下來的一個小時，我都在Google上試著搜尋相關資料，但什麼也沒找到。

她回信說她是「法院新聞網」的訂戶，這個線上新聞網有兼職的特約記者（或者還有線民）在監視各式各樣的法律案件，以及來自全國各地的意見，並報導重要、值得注意，或僅僅是有趣的動向。我並沒有公開我的案件，但是在這個網站首頁的右邊欄位卻刊出了一段頭條摘要：「育空雪佛蘭及五三銀行在奧克拉荷馬州加拿大郡被起訴，一位有心智障礙的男子控告銀行詐欺。他說他贏了育空『刮刮樂』廣告上的獎，但當他去領獎時，銀行卻強留他五個小時之久，並採取高壓的銷售手段，強迫其購買一輛新卡車，而被告隔天不讓其退還卡車。」諷刺的是，我客户的父親那天稍早到過我的辦公室，我還必須一再向他保證，我打從心裡相信我們有十足的理由提起訴訟。我不禁要想，每天有上千件案子立案，我的居然成了頭條新聞。

我臨時安排的晚餐聚會，出席率卻創下紀錄

我是我們本地素食者團體的委員，我們每個月的聚會通常安排在每個月的第二個星期六。而當我跟會長確認三月份的聚會地點時，我發現還沒有開始安排，於是我自願著手處理這件事。二月二十八日星期二，我去了我名單中最頂尖的餐廳，卻發現餐廳老闆出城去了，要到三月三日星期五才會回來，但是餐廳的人會留言，請她回來以後打電話給我。但那是行不通的。

隔天，也就是三月一日星期三，我去了一家剛開沒幾個月的泰國餐廳，詢問餐廳經理他們能否做素食的自助式晚餐。我跟他說，根據我的經驗，最少會有二十個人，最多也許會有三十幾個。他說他們可以做，但要先收一百美元的訂金，確保不會出現買了太多額外的食材，卻沒人出席的狀況。我拿起菜單，發現餐點內容真的很不錯：素壽司、湯、四道主菜、甜點和茶，總共是八塊美元。他說他會跟老闆確認，然後我得準備訂金支票。三月二日那天，我們已經可以確定訂位。我寫了一則簡短的通告，寄給我們會長，好讓她把消息放到我們的每月通訊裡。晚餐聚會在三月十一日星期六舉辦，而我要求大家在三月九日星期四下午五點之前回覆我參加與否。

通常，會長會在每個月第一天的前後發出每月通訊。大多數人都透過電子郵件收到這個會員通訊，有些則透過郵寄的平信。另外，我們還會張貼在本地的健康食品店和圖書館。但這一次，會長沒時間發會員通訊，就直接把我寄給她的電子郵件當作通告，在三月五日星期天晚上發了出去，而傳統郵寄方式的通知則在星期一以明信片寄出。至於海報，我們則沒有張貼。我當時就開始想，如果能召集到二十個人就該偷笑了。

星期一，報名回覆的訊息開始零零散散地進來，我收到了幾個人的通知。星期二又多了幾個人，所以我想我們應該至少會有十三人，起碼訂金不會浪費了。然而從星期三開始，報名回覆的訊息史無前例地湧入；到當天結束，我們的報名人數總共有三十七人。我想到我們可能會碰到另一個問題，於是打電話給那位經理，詢問他們餐廳可以容納多少人，他說是六十五個。星期四依然有不少報名回覆信寄來，直到截止時間到了，我們已經有五十五個人報名。那天我的工作效率很低，因為我很興奮，每隔幾分鐘就去確認一下有沒有新郵件。我打電話給那位經理，問他們有沒有辦法接待那麼多人，他說：「當然沒問題。」

星期四晚上我都會去上卡巴拉的課，那天我過了晚上九點才到家。我查看了電話留言和電子郵件，發現又收到更多的報名回覆，總人數到了六十七人，我開始認真考慮該怎麼處理這個人數過多的問題。我有個絕佳的點子：設法讓那些一直拜託、希望能參加，但是比較晚報名的人晚一點再來。星期五跟星期六還有人回覆要參加，我們的總報名人數漂亮地達到七十五個人之多。

這次的活動非常成功！並非每個訂位的人都出席，然而有少數幾個人完全沒訂位就來了（典型狀況）。餐廳裡的能量很棒，很快地，每張座位都被我們坐滿了。這讓那些第一次參加的人留下極為深刻的印象，而有些擁有十年以上會齡的創始會員則說，這次的出席人數創下奧克拉荷馬州素食者活動的最高紀錄。令人驚訝的是，座位問題也完美解決。有些參加者必須先離開，趕去其他週六晚上的活動，所以那些晚到的人總是有座位坐。而餐廳的人可想而知都非常高興，因為他們從來不曾接待過這麼大的團體。

租車的奇蹟

為了不讓自己的車有額外的耗損，我租了一輛車開往奧斯汀。我比較了一下費用，發現租車一個星期，跟只租星期三到隔週的星期一是差不了多少的。我在網路上找到租一輛中型車的好價錢（我想中型車比小型車舒服）。等我到了租車公司，發現那裡只停著幾輛車。我碰巧看到他們有兩輛橘色的雪佛蘭古典高車頂車（Chevy HHR），有一種很酷的復古風情。我走到櫃檯，他們跟我說沒有中型車可以租給我，於是我問可不可以租一輛古典高車頂車。儘管那兩輛車因為某些原因被歸類為大型車，他們還是同意了。我想要是能開著這麼一輛橘色的改款車到奧斯汀，那真是太酷了，因為橘色可是我的母校——德州大學其中一個代表色。

不過，當我把它從停車場開到我的辦公室時，我發現雖然這輛車看起來外表光鮮亮麗，裡面卻是局促又視線不佳。我想把車退回去，可是我又需要開這輛車到辦公室去處理一些事，所以當天沒辦法退。我連絡了租車公司，想換一輛普通的轎車，但是他們說目前還是沒有我想要的車型，或許第二天早上比較有希望。

我連夜整理行李。隔天早上，當我走到那輛雪佛蘭古典高車頂車旁，準備把行李放進去時，我發現這輛車後座的門竟然有個明顯的凹痕，讓我非常震驚。當然，我總是謝絕額外的保險開支，也不記得前一天有沒有看到這個凹痕，所以我想我完蛋了。我心想，我乾脆先用這輛車一星期，再看看能否想出什麼解決辦法。我出發的時間比自己預定的晚得多，大約是星期四中午十二點半左右，然後大概在六點半抵達奧斯汀。

時間快轉到星期六傍晚五點，距離我出發去凱悅酒店參加喬和修．藍博士的晚宴還有一個小時。我之前花了太多時間去擔心那個凹痕、擔心自己該怎麼辦。我在北奧斯汀的購物中心，想要找到拋棄式的數位相機，結果一無所獲。當我回到車上要開車回旅館時，天色漸漸變暗，而且開始下起霏霏細雨。我在一個地方停住，準備要進入繁忙的街道時，突然感覺到一陣撞擊，我被追撞了。我馬上想到：「喔，真是夠了，先是車門的凹痕，然後又發生這種事。」一個小時後我要參加晚宴——錢可是已經付了——還得洗個澡、換衣服。最慘的是，即使是星期六晚上，這個地區依然交通繁忙。我抓著租車的登記資料下車，一個年輕黑人在街上對我說：「我的輪胎，我得幫我的車子換新輪胎。我沒辦法把車停下來。」我心想，你對一個律師說這些可不太妙。我說：「你少廢話，我這可是租來的車！」我們走到我的車後面去看看損傷程度，然後兩個人都傻眼了。「竟然毫無損傷！」那個人說道。「毫無損傷！讚美耶穌！」身為一個猶太教徒，我認為他那樣說還滿好笑的，但我自己看著也無法置信。不可思議的是，他是對的——我的車尾毫無損傷。這輛車顯然是用摺疊式塑膠做的！我知道我一定會全身痠痛，但我不想在那裡耗太久、小題大做，我想回旅館。於是我們握手道別，我才得以及時抵達晚宴會場，並跟喬和娜瑞莎坐在同一桌。

至於如何處理車門凹痕，我認真地實行了荷歐波諾波諾。我拖延著不做任何處理，直到我必須歸還此車而不用繳過期罰金的幾個鐘頭前。我在電話簿裡找到一家不必烤漆就能修復凹痕的店，店裡的夥計給了我一個九十五塊美元的報價，但要修好卻要花上他幾個鐘頭。要是那樣，我就得付過期罰金了，這是我非常不願意見到的狀況。我問該怎麼做，答案來得很清晰：誠實以對。打電話給租車公司，說明情況；如果他們要在修車這件事情上為難我，至少我已經有個估價。於是我打了電話，接電話的那位先生告訴我不要去修車，只要把它送回去，好讓他們查閱紀錄，自己鑑定那個凹痕。我說：「好的。」然後就把車開回去，停在還車區的車道上。客服小姐開始掃描車的條碼，叫出這輛雪佛蘭古典高車頂車的資料。我告訴她是怎麼回事，她叫我去辦公室。我找到那位接電話的先生，他在自己的電腦裡輸入那輛車的識別碼。第二個奇蹟發生了：那個凹痕早就在他們的紀錄裡了，不是我弄壞的。哈利路亞！我可以輕鬆地回家了！

我妹妹獲得她夢想中的工作

在我跟喬和修．藍博士聚會的一星期後，我妹妹打電話給我。她是一家著名的大公司某個部門的副總裁。獵人頭公司找上她，問她是否對某個工作有興趣——根據她的形容，那是她夢想中的工作。她不想在電話裡告訴我詳情，而是把人力仲介公司寄給她的工作內容以電子郵件寄給我。我簡直快暈倒了。這麼說吧，那是家精品名牌公司，我只要告訴你一個字，也就是那間公司的名字，你就知道我為什麼會暈倒了。幾個月之後，我妹妹被錄取了！

以下是另一個見證：

當我在二〇〇六年十月參加一個為期三天的突破課程研討會時，喬的療癒捷徑止住了不停湧出的淚水。止不住的淚水是在一個叫作「與人相處」之類的練習中發生的。為了要「與人相處」，帶領研討會的人將七十四個人分成四排，然後我們一排一排輪流，藉由看著對方眼睛、不說話，來與人相處。我在第三排。

帶領者請第一排的人上台，面對我們，也就是觀眾。他們看著坐在位子上的我們，我們也看回去。接著第二排的人被叫上台，站在離第一排一英尺遠的地方，但是面對他們。這兩排的人就這樣站在台上看著彼此的眼睛，為時三分鐘。然後第二排的人被請回他們的座位上。再一次，第一排的人被留在台上，看著坐在位子上的我們，我們則看著台上的他們。

越接近我上台的時間，我發覺我的壓力越大，但我不知道為什麼。我的手開始流汗，然後我注意到自己在位子上坐立難安。這件任務看來簡單得不得了，我在生活中跟陌生人或朋友交談時，總是可以注視對方的眼睛，我應該沒問題的。

然後我想起我第一次參加這個突破課程時，討論會的帶領者分享他第一次做這個練習的經驗。他說他二十年前以參加者的身分參與這個練習時，他的膝蓋抖得非常厲害，以致於有位研討會的助理必須把他的外套放在他兩個膝蓋中間，以停止他兩隻腳發抖撞出的聲響。

回想起他說的話，我想要離開那個房間了。我告訴自己不必繼續這個練習，我已經很會看著對方的眼睛了！但我知道離開房間是不被允許的，所以我只好冒著汗待在位子上，坐立難安。

我們這一排第一次上台是要站在離另外一排一英尺遠的地方，然後看著他們的眼睛。好險！我不必看著五十個人，只要盯著一個——我以為是這樣。就定位後，研討會的帶領人開始引導我們經歷那個發掘自我的三分鐘過程。結果在十秒內，我就哭得無法控制，淚水不停湧出，我也不知道是怎麼回事，就是無法停止哭泣。每一次看著對面的夥伴，我就開始啜泣。「第三排，請從你們的左邊離開。」我聽到這個指令，便對我的夥伴說：「謝謝你。」然後離開。

我到底是怎麼了?!我本來應該要去聆聽我內在的聲音要告訴我些什麼，但我什麼也沒聽到！我簡直不知所措——一句話也沒有，我什麼也沒學到！這是哪門子的練習?!我又困惑、又尷尬，當台上的練習在我面前繼續進行的時候，我不斷回想我的體驗。「第三排，請站起來，轉向你們的右邊，然後到台上來。」啊啊啊！不要再來一次吧！我的大腦尖叫著。

現在我們這一排面對著台下坐在位子上的人。這一次我安然度過這三分鐘，因為我沒有看著正在看我的人。接下來，第四排被叫上台，一個新夥伴站在我面前，距離我的臉一英尺遠。這一次我面對的是一位和藹的年長女性，她對著我害羞地笑著。「好，我想我這次應該應付得來。」我告訴自己。但是我在練習一開始就淚如泉湧。我只要一看著夥伴的眼睛，眼淚就不可遏抑地流下，我只能轉身閃開，而她小聲地安慰我說不會有事的。我對這難以解釋、不斷湧出的淚水感到尷尬又困惑。研討會的帶領人正在指引我們所有人聆聽大腦裡的聲音——我們對自己說的話。但我的聲音就是不說話。

然後我突然想起，我可以把思想注入大腦，而不是試著去聆聽我的思想——反正我內在的聲音也不跟我說話。我想著：「謝謝你。我愛你。謝謝你。對不起。我愛你。謝謝你。」馬上再一次看著我的夥伴，我立刻感到被撫慰了，心中充滿對眼前這位女士的感謝與愛。我覺得好多了，不斷湧出的淚水也停下來。我看著她，不再流淚。

令我驚訝的是，我的夥伴開始哭泣。眼淚流下她的臉頰，然後她的頭開始輕輕地前後顫動，低語著：「現在你把我弄哭了。」我只是不斷地把我心中私密的想法傳送給她：「謝謝你。我愛你。對不起。請原諒我。謝謝你。」諸如此類。接著，我的夥伴被請下台，然後我又再次被留在台上，面對台下被指引要看著並評價我和我們這一排的五十個人。但現在我的內在處於完全平靜的狀態，我已經可以看著那些正盯著我的人。

事實上，我還去搜索他們的眼神，我只看著正在看我的人。我感覺好太多了！我能自在地跟陌生人相處了！我愛每一個人，而且我真的、真的感激他們。

練習很快地結束了。研討會繼續進行，接著我們有一小段休息時間。那位和藹的女士，也就是我最後一個夥伴來找我，我們談論了剛剛的經驗。我告訴她我顯然很怕人，但我從來不知道。她告訴我她覺得我們真的有某種連結，而這個研討會也幫助了她，因為她了解到她對於接受別人的愛有障礙。所以很顯然地，我必須跟她分享那個我之前和她一起在台上時、用來讓自己停止哭泣的療癒方法。她哭了起來。接著我們擁抱，然後各自離開，繼續享受這一小段休息時間。

娜瑞莎・奧登

⁘ ⁘ ⁘ ⁘ ⁘

今年稍早之前，我發現我的一位員工一直以來拿的佣金比她應得的還多，這造成我和我的小事業好幾百美元的損失。她拒絕為她這樣的行為負責。她很努力工作，但在我們這小鎮上，她找不到另一個能讓她賺到像在我這邊工作一樣多的錢。我對她有憐憫之心，但我也感到很憤怒、很受傷。接下來的幾天，除了工作相關的話題，我沒辦法跟她說話，也幾乎無法看著她。我不知道該怎麼辦，便去問喬的意見，而接下來發生的事真的太奇妙了。喬謝謝我跟他連絡，然後給我清除這個能量的具體步驟。首先，我必須了解是我吸引了這樣的狀況——不容易做到，但這在過程中是必須的。接著我必須原諒我自己、原諒那位員工，還有原諒環繞在這問題旁的能量。接下來，我一定要設定我希望這狀況如何呈現的新意念，然後開始複誦修・藍博士的療癒短句：「對不起。請原諒我。我愛你。」結果令人驚奇。在我完成了這個過程後，我寫了以下的短信給喬：

親愛的喬：

你的建議眞是太正確了。讀完你的建議之後，我必須從溫柏里開車到奧斯汀，沿途我進行了你列出的每個步驟。這簡直太神奇了。我花了許多時間去了解眞的是我自己吸引了這個狀況，然後原諒我自己、我的員工，以及圍繞在問題周圍的能量。我設定了新意念，然後多次重複那個不可思議的夏威夷療法。當我抵達奧斯汀，我覺得彷彿有好幾噸重的磚頭已經從我的胸口與腹部移開了。

在我按照喬的建議去做之後，我內在的能量完全轉化，憤怒與受傷的感覺消失了。這真的很神奇。我和我員工的相處也沒事了。蘇珊，如果有人問我這個療癒系統是否真的有效，我會說絕對有效！

維多莉亞·薛佛

培鐸藍曲出版社發行人，德州溫柏里

接下來是路易斯安那州席里佛坡市的丹尼斯·奇隆斯基提出的見證。

⁂ ⁂ ⁂

我在二〇〇六年十月被傳達了一個夢境，與荷歐波諾波諾完美地結合在一起。

我看見一個沒有監獄的世界，因為實行了荷歐波諾波諾的理念，這個世界不再需要監獄。荷歐波諾波諾傳達出的訊息簡單平易，這個訊息由修·藍博士、喬、我自己，以及其他實行這個療法的人一起分享，現在也正在全世界的各種課程、研討會中分享。這些課程教導人們——尤其是年輕孩子——如何透過愛自己去愛彼此。

在夢裡，我看見自己在一個接一個的研討會裡教導成千上萬的人。在這些研討會中，我啓發人們去想起他們真正是誰、他們的神性，以及如何成為那個人——也就是想起他們真實的本性是去愛。

在這個夢裡，我看見一個青少年幫派分子用槍指著另一個幫派成員的頭，威脅著要對他開槍。受到威脅的那個年輕人剛在學校參加了我的研討會，他一直在談論一個奇蹟，並希望他的同夥也能體驗那個奇蹟。但他們已經聽到想吐，再也不想聽了。

在那個研討會裡，他想起他真實的本性。他跟他的幫派同伴分享他得到的天啓，但他們覺得受到他的訊息威脅，因為這一切實在太簡單，而且看起來也太容易、太像惡作劇了。

你知道嗎？在那場這位年輕的幫派分子參加的研討會中，他走上台，然後朝我的腹部開槍。當我倒在地上，血液和生命力一直往外流時，我請人把這個年輕人帶到我身邊，然後擁抱他，在他耳邊輕聲說：「請原諒我。我愛你。」我用我生命中所有的愛去擁抱他，然後在他的臂彎中死去。那一瞬間，這個年輕人接收到了這個訊息。當他抱著我死去的軀體時，他帶著淚水，在啜泣聲中輕輕地對我說：「請原諒我。我愛你。」剎那間，我的生命力回到了我的身體，而我們兩人都盈滿一道美麗的金色光芒，這光芒的力量強大到觀眾席上的每個人，以及我們周圍幾英里外的人都能感受到我們共同產生的愛。

當這愛的能量被所有它接觸到的人覺察到的時候，它變得越來越強大，散布得越來越遠。但並不是每一個人都已經願意覺察這份愛的能量，這故事裡那個拿槍指著自己兄弟的頭的年輕幫派分子就不願意覺察並接受這份愛。已獲得救贖的那個年輕人對他說：「請原諒我。我愛你。」然後擁抱他、愛他，就像他正愛著、擁抱著自己內在所有最黑暗的部分。

接下來事情就發生了！這兩個人都充滿金色光芒，那是愛的能量。另外那個年輕人慢慢地覺察並接收這份傳達給他的愛。當他接收到的時候，他向對方說：「請原諒我。我愛你，兄弟。請原諒我。」

你猜接下來怎麼了？

這兩個人都被注入一個愛的能量形成的美麗黃金球。它越變越大，當它充滿整個房間，碰觸到每個幫派成員時，他們也覺察並收到這份愛，然後這金色的愛的能量流洩到街道上，以及周圍幾英里外的地方。而當其他人也覺察到了，他們便將這金色的愛的能量傳出去，於是它變得更大，散布得更遠、更廣，直到整個地球都充滿了愛。

這是黃金時代，愛的時代。這也就是為什麼我們會被賜予荷歐波諾波諾這個禮物——為了讓我們想起我們是誰、想起我們真實的本性是去愛。我們都希望被愛。

這是個很美麗的夢，不是嗎？荷歐波諾波諾的故事可以變成一部很美的電影。我想起《讓愛傳出去》（*Pay It Forward*）那部電影，以及它對這世界產生的影響力。這個世界已經準備要接受荷歐波諾波諾了。

※ ※ ※ ※ ※

在我從喬．維泰利的「超越彰顯」週末活動回來的七天之內，生活中發生數不清的奇蹟。我像海綿一樣吸收所有能量、課程及訊息，而成果持續以閃電般的速度顯化出來。

列出幾個具體的成果：新的客户向我聚集而來；新的合約像是無中生有地出現；數不清的合資企業跟我接觸；選擇願意收到我的商業電子郵件的人增加了三倍（在我寫這篇文章的同時）；我被邀請以名人的身分出現在好幾個活動中——我簡直跟不上所有這些從天而降、不可思議的靈感。

想到三個月前，我在我工作的領域還是默默無名。

這一切都毫不費力地發生，沒有嘗試，我甚至沒有付出什麼真正的努力，一切可說是自然而然、豐足地流向我。現在每當我得到靈感，我會馬上採取行動，然後我一定會被成果懾服。

我常常使用荷歐波諾波諾的「橡皮擦方法」來使我的事業以指數方式成長，而我迫不及待想看看我接下來會創造出什麼，因為我總是持續回到我那塊心靈白板，清理、清理，再清理。

喬、修．藍博士，謝謝你們！

永遠感恩的

艾美．史考特．格蘭特

⁘ ⁘ ⁘ ⁘ ⁘

喬伊絲．麥基寫道：

過去一年，我擔任了一個新角色：看護。我母親為了跟她的女兒們住得近一點，離開住了許多年的家，部分原因是因為我們生活中碰到了一些挑戰。在那之後沒多久，我們家剛毅的、一輩子堅定如山的女家長被診斷出罹患鬱血性心臟衰竭和小細胞肺癌。她優雅地選擇與她的女兒們共度剩餘的時間，決定不在八十八歲這樣的年紀尋求癌症治療，所以醫療專業人員告訴我們，她的日子不多了。

去年五月，我參加了喬．維泰利的「超越彰顯」週末活動，得知修．藍博士這個人，和他的荷歐波諾波諾療法。這引起我很大的興趣。聽到修．藍博士往內在去清理、清除他自己，以治療患有精神疾病的罪犯的故事，對我產生極大的影響。

宇宙是如此慈悲，總在學生準備好的時候提供老師。時機很完美，因為那個週末我主要的疑問是：我該如何被用來幫助我母親度過她的臨終過程？

我當時願意站在宇宙面前，向祂承認我對我的人生有百分之百的責任——我人生的全部，包括我母親。所以我用我學到的，進入內在，持續不斷地清理再清理。

這對我母親和我產生簡單卻絕妙的影響。我母親一直保持意識清醒，沒有痛苦，而且直到最後一刻都能照顧她自己。沒錯，當她需要安寧照顧機構提供的藥時是有些小風波，但她都可以在家裡舒適地處理這些狀況，不用趕到醫院去。這些時刻都是死亡這個過渡期的訓練，讓我們準備好面對母親前往彼岸的最後時刻。

而最棒的禮物是，母親的生命進入「延長賽」，她比預期多活了許多時日。每天早晨，她都會驚喜地醒來，然後跟我打招呼，開朗地說：「沒想到吧，我又多了一天！」我們因此有時間以言語表達對彼此的愛，也有時間共同享受悠閒的時光。我們有時間好好準備她的「過渡期」，我也體驗到了對母親離開我們這個過程的無懼。她知道她將會去哪裡，我也知道。當我們碰到那些呼吸困難的緊張時刻，我們看到了神的恩典，沒有任何恐懼。啊，這是多棒的禮物！

這個荷歐波諾波諾的練習，加上我的祈禱，改變了我面對生命的方式。當時那被力量充滿的經驗，實在太令人驚奇了，現在我依然感受得到。知道我不只對我的人生，也對其他人的生命扮演著主動的角色，讓我時時刻刻、持續地追尋一切萬有的源頭。

這是另一篇：

當我在二〇〇六年五月參加「超越彰顯」的週末活動時，我在情緒上和財務上都感到很痛苦——我與一家市值數十億美元的石油公司談一份價值一百二十萬美元的合約，談到一半卻破裂了，這是石油公司內部許多問題造成的。

而在活動結束、回家的路上，以及接下來的日子裡我都一直說：「我愛你。對不起。請原諒我。謝謝你。」回家後幾天，我開始感到虛弱，又打噴嚏又咳嗽。我知道這是我的身體在釋放。

之後沒多久，我與一位行銷專家討論事情。在談話中，我突然感覺到我的身體裡有一股轉變，而我對石油公司事件的認知也轉變了。那位行銷專家只是單純地問我，在一年內單一客户曾付給我為他們在工作場合減輕痛苦的最高金額是多少。

我告訴他六十萬美元，然後他說：「溫蒂，你已經到達那裡了。你可以建立一個王國，有多少人能聲稱自己做到那樣的地步？」那一瞬間，我突然可以看到所有好的，而不只是看到壞的一面。與其只注意到他們沒有付給我的二十萬元，我可以在他們的確已付給我的六十萬元中看到價值。

我發現專注在正面的方向能點燃我的熱情，而且這會立即啓發我許多點子。一盞燈亮起來了，而我對發生在我之內某種巨大的東西感到敬畏。這就像是有光芒圍繞著我，超越我周圍的物質環境延伸出去。

有兩年的時間，我是受害者，也對那間公司裡做了那些事情的人感到憤怒，但一瞬間，我感謝他們。

過了不久，我的左腿開始疼痛，我不明白發生了什麼事，也試過所有方法——按摩、伸展、泡熱水澡。然後我去看一位中醫，他解讀了我的身體，跟我說我一直承受巨大壓力，而那個疼痛與我的膽經有關——膽經是跟憤怒有關的經絡。

這是因為能量阻塞而引起的疼痛。我接受了四個能量療程，以釋放阻塞的憤怒，然後疼痛就離開我的身體了。

我的身體一直囤積了我對那間大石油公司的憤怒，而當我的認知改變，憤怒也準備好要出來了——只不過它被卡住了。

在這個體驗之後的幾個月，我發現那間石油公司負責和我連絡的人——也就是被指示中止與我的合約的那個人——因為拒絕再傷害另一個人，而辭職了。那個部門已經解散了，而當初由我提供的服務現在是另一個部門在負責。

這個清理能量的過程為我清出了一條道路，讓我完成我的電子書，而我的新網站也上線了。電子書的出版創造了我之前沒想過的機會。

教導大眾如何消除電腦工作帶來的疼痛，一直是我的夢想。有三個著名的網站（到目前為止）給了我擔任駐站人體工程學家的機會，我在這些網站解答跟人類工程學有關的問題，還可以在上面宣傳我的電子書、我提供的服務和其他課程。

一家大小適中的公司打電話給我，請我去教導他們的員工如何消除疼痛。這份合約小且快速，讓我有時間發展所有我持續出現的新靈感。

除此之外，我現在還是經過認證的吸引力法則講師。

在那個週末過後不久所發生的突破，我可以確定與荷歐波諾波諾有關。它幫助我清除舊的，讓新的有空間進來。沒有其他解釋了。

溫蒂・楊

以下是另一個故事：

作為一個「干涉主義者」，我幫助客戶消除或穿越的其中一個最大的障礙，就是戲碼。在詹姆士·雷德非（James Redfield）寫的《聖境預言書》（*The Celestine Prophecy*）裡，「控制戲碼」被定義為：「我們一定要勇敢面對我們控制別人的某種方式。記住，第四個覺悟揭示了人類總是感到能量不足，總是企圖控制彼此，以獲得流動在人與人之間的能量。」將這個觀念納入一個更進一步的干涉主義模型，讓我在客戶被目的或結果分心的情況裡，為我自己的技巧提供一些直覺。

喬·維泰利是第一個將荷歐波諾波諾介紹給我的人，雖然也許他實際上並不知道。所以一方面，我有戲碼或控制戲碼的概念，而身為一個干涉主義者，我需要一個使兩邊中和、抵銷的工具，這不僅僅是為了要了解我的客戶，還要幫助客戶回復完全運用他們資源的能力。

在維泰利博士帶領我進入修·藍博士的世界之前，我尚未架構好我的平衡工具，而「回歸到零」正是我需要的工具。在西方世界，尤其是美國，我們的主流文化及它普遍的訊息都是要使我們遠離自我，去追求這個瘋狂消費世界所提供的華而不實的瞬間滿足。「從零到六十」是個再完美不過的標語，可以用來定義一個沉溺於消費行為的世界的情緒變化。

荷歐波諾波諾幫助我了解到的是，療癒和真正的滿足來自於「從六十到零」。很多形而上學裡都包括了「抽離」的概念，但這在我看來從不是一個完整或完美的觀念。在某些情況裡，嘗試做到完美的抽離，只會顯得愚蠢。但現在有了「回到零」的概念，我真的領會了抽離的動力，也知道如何到達那個境界。

從我有幸在俯瞰科羅拉多河的凱悦酒店頂樓與修．藍博士碰面之後，已經過了十個月，我和我家人的生命都發生了轉化。我父母和岳父母的行為模式突然有了很大的改變，並發現他們大規模地彰顯了他們的夢想。我的岳父母買下一間五十萬美元的房子，準備退休養老用，那是我去過最寧靜的地方之一（就在從喬的住家往下走的地方）。我母親努力度過身體與情緒上的障礙，結果她現在又結婚了，而且對這黃昏之戀感到很興奮。我突然有了一筆進帳，讓我擺脫一個無法允許我培養或發揮最大才能的領域。我父親（七十二歲）終於切斷了一個收入的枷鎖，讓他不必每六個星期就要從休士頓往返阿拉斯加的普拉德霍灣（世界上最北邊的五個城鎮之一）。我一位認識最久的朋友徹底根除他的生活方式，來到奧斯汀發展他自己的公司，過著全然不同形式的生活。我的小舅子終於搬進屬於自己的家，而我的小姨子和她先生也從郊區搬進他們夢想中的房子。我那剛上高中的乾姪女已經在黃金時段的電視影集裡演出，而且被提名為學生皇后，而她母親則剛有了一輩子最好的賺錢機會。這一切都從二〇〇六年二月，我第一次聽到荷歐波諾波諾開始，之後陸續開花結果。突然間，在度過了十七年嚴肅又枯燥的日子後，我每天的生活再次充滿了色彩繽紛又有趣的經歷。

生活是一種習慣，所以我一直在養成一個美好生活的習慣。

我並不是荷歐波諾波諾的專家，這對我來說還是很新的東西，我也無法預料它會將我的人生經驗帶往何處。我感激維泰利博士在幾個月前透過修・藍博士的演講，揭開了荷歐波諾波諾的世界。無論是在私人生活或工作領域，到達零的狀態、負百分之百的責任、道歉和寬恕都是能發揮很大效力的選擇，對我的人生有強而有力的影響。謝謝你，喬，也謝謝你，修・藍博士。

布魯斯・伯恩斯

⁂ ⁂ ⁂ ⁂ ⁂

親愛的喬：

非常感謝你把修．藍博士帶到奧斯汀。那個課程真的很棒，讓我對生命以及宇宙法則是如何主宰我們的健康和快樂，充滿了新的體認。請允許我多做說明。

首先我想說，我當然不是荷歐波諾波諾療法的專家，所以如果我寫了太多已經被分享過的東西，還請見諒，但這是我只透過一個晚上的經驗就帶走的東西。

修．藍博士談了很多我心中很珍視的東西——前往「零」的藝術。事實上，這似乎是荷歐波諾波諾的中心。身為一個有多年經驗的武術家和氣功老師，我認為這個清理和淨空心智（前往零）的能力，是人類有史以來最偉大的禮物之一。

修．藍博士提醒我們，生活在心胸開放的狀態、清理內在的反應，以及前往零是多麼重要的事。我完全同意他對生命的觀點，也對於可以在這星球上遇見另一個能分享我所愛的真理的人，感到非常興奮。

在氣功的藝術和練習裡（內在武術能量練習），有一種呼吸及讓我們身體的內在能量循環的特別方式。古代的武術大師發現，我們的身體裡有宇宙法則在運行，而當我們學會以一種循環的方式來移動內在能量，我們就可以創造高層次的健康，並顯著地提升我們的意識。這個過程通常稱為小周天。

（我說明一下基礎觀念——我們吸氣，並導引呼吸中的生命力能量由身體正面往下，進入下腹部的區域〔也就是丹田〕。接下來，我們導引那個能量由脊椎往上，最後繞回到身體正面。這個不間斷的過程在我們的能量體裡創造了一個「小周天」，提升了我們的健康與意識。）

當修・藍博士用一個圖表來解釋荷歐波諾波諾，並說明人與人之間的溝通與意識最好是以循環的方式流動時，我馬上被它與小周天的相似性所衝擊。事實上，了解到宇宙以一種之前我不曾理解的方式循環運行，讓我異常興奮。

透過他畫的圖表，我終於了解大多時候我們是如何試著跟人以雙向、線性的方式連結。我們彼此交談，我們爭論、談判、用手指著對方等等——這些都在水平的方向上發生。

然而，我看見如果我們往一個全然不同的方向移動，我們可以造就最大的改變、與另一個人有最深刻的連結——那個方向就是一個圓。對我來說，修・藍博士的圖表說明了，透過前往零——也就是到心智的意識層面之下——我們可以放下對我們感知到的事物的反應和執著，然後我們就能開始向上朝超意識狀態而去，最終進入神性的覺知裡。神性能傳送我們清明且充滿愛的意念給另一個人，基本上就是從他們意識的後門溜進去，讓他們得到純粹、「沒有濾過」的連結。

我所能說的是，這比任何其他方法都有效。舉例來說，上星期我參加了一場商業會議，坐在桌子對面的人提出了一些我最初覺得不公平又自私的要求。我發覺自己因為他而緊繃起來，然後我想起了那張圖，以及往圓的方向移動的好處，於是我決定不再爭鬥，放下它。

一開始，我連結我的呼吸，然後前往零的狀態。我感覺到覺知在我的內在升起（就像我之前描述過的氣功練習），然後我的想法立刻改變了。如果當時我把內在的感受說出來，那會是：「我愛你也支持你，請原諒我對你的刁難。我該如何幫助你，讓你有安全感，也讓我們倆都得到我們想要的呢？」

接著神奇的事發生了：我的朋友（我已經不把對方看作敵人或威脅）開始改變，變得更開放、更包容，好像他已經不再跟某種內心衝突掙扎了一樣。在十五分鐘內，我們甚至找到了可以解決之前兩難處境的方案，一個對我們雙方來說都很完美的答案——也是一個在我之前的心智狀態下絕對想不到的答案。

當生命的奧祕展開時，你開始看到萬物是如何連結的，一切都來自宇宙的法則，而其中一個法則就是圓。我記得你在《祕密》這部影片裡說過：「宇宙喜歡快速行動。」我要加上一句：「宇宙也喜歡圓。」當你知道圓要去的方向，生命必定會流動得更加順暢。

所以我要再次謝謝你，喬。修．藍博士用來說明荷歐波諾波諾的那張圖真的幫助很大。看到這個方法以圖表呈現，給了我深刻的洞察力和最棒的工具，讓我可以察覺到我是在強迫，而不是放下，並讓我從零的狀態去回應所面臨的情況。

溫暖的

尼克・「崔斯坦」・初斯卡特

✻　✻　✻　✻　✻

自從參加了五月的彰顯週末活動後，每天我都會說：「我愛你，對不起，請原諒我，謝謝。」

沒有太多可以明顯觀察到、記錄到，或值得歡呼的改變，因為我現在擁有非常美妙的生活。

當然，我希望我有一堆財富，好讓我可以去探訪我在昆士蘭的女兒和家人、在巴黎的弟弟，還有帶我丈夫去搭火車旅行，那是他的夢想。我也希望我的小說可以讓全世界的人都很開心。但這些跟我現在所擁有的比起來，都是次要的禮物。

那些無形的改變才是驚人的。當我說「對不起」時，我真實感受到我要對我當下意識中的任何事物負責，我再也無法把自己跟反對我的人分開。

我從來不曾感受過如此的連結。

舉例來說，我對於我在伊拉克的所作所為感到抱歉，所以即使我討厭打電話，我還是打電話到全國各地，因為說不定我能夠改變我在伊拉克的所作所為。這幫助我療癒。

因為我覺得被原諒了，所以我很感激。

〈鹿谷路的停電〉

傍晚——突然一片寂靜
電器嗡嗡聲的缺席
可以被賦予人性
我感覺觸電般地活著
任何房間都沒有電源
任何房子
街頭巷尾
都沒有恢復的消息
我們泡了個熱水澡
在户外搭配紅酒與起司用餐

壓低聲音聊天
然後看著星星
鹿谷路的停電
在加州的亞羅格蘭德市——
難得的、奢侈的——
不像水牛城或巴格達的停電

全腦作家艾芙琳・哥爾

⁘ ⁘ ⁘ ⁘ ⁘

在我從修・藍博士與維泰利博士那裡學到荷歐波諾波諾以後，我發覺我的工作就是不斷地清理。當我清理而回到零的狀態時，事情就會進行得很順暢。我現在不斷地清理、不斷地回到零，這是修・藍博士教我的。

我帶了一個同事去跟修・藍博士和維泰利博士見面，然後我們發現彼此有好多共同點，所以當天晚上我們就去約會了；八個月後，我們更是相愛。關鍵就是跟志趣相投的人在一起，然後去原諒並轉化。修・藍博士、維泰利博士，謝謝你們把荷歐波諾波諾帶給更多人。也謝謝那個完美的地點，讓我遇見一生的愛。

克里斯．「豐盛的人」．史都華

⁘ ⁘ ⁘ ⁘ ⁘

在隨著演出到處奔波了好幾個月之後，開車到奧斯汀感覺像在度假。把休士頓拋在身後的意義，不只是從一個涵蓋一切的巡迴演出中有個二十四小時的休息。那天晚上是個重要的結算時刻，讓我甚至在維泰利博士主持的晚宴開始之前，已重新訂購我的實相。

距離我上一次聽伊賀列卡拉．修．藍博士的荷歐波諾波諾演講已經有好幾個月了——確切地說，是一年半。雖然我從未見過維泰利博士，但我很感謝他將伊賀列卡拉帶到一個我開車可達的地方，讓我也可以成為奧斯汀活動的一分子。

在前往奧斯汀的途中，當不停變換的風景和德州小鎮掠過車窗時，我對於其他荷歐波諾波諾演講的記憶也浮現，已遺忘的事又回到我的腦海。我已經聽過很多次伊賀列卡拉的演講，回想起第一次，當他以夏威夷語唸出開場的祈禱詞時，一陣顫慄滑下我的背脊。我想起我第一次接受荷歐波諾波諾訓練之後，在兩星期內就得到一本書的合約。實際上，我只是出現在一個出版社的展覽會上，談了一些話，留下名片。兩天之後，一家出版社打電話給我，希望我對他們正在做的一本書提供一些意見。結果月底我就拿到合約了。

距離奧斯汀越來越近，我也回想起六個月前，一位在蒙特婁的獸醫告訴我一個壞消息：我親愛的貓咪馬雅有腸道淋巴瘤。他們懷疑牠能否活到我去診所接牠回來。當馬雅出院時，獸醫覺得運氣好的話，我還可以有幾個星期跟牠「好好道別」。我連絡了伊賀列卡拉，請他幫我進行特別的清理，不管這可憐的小東西從我身上承擔了什麼，我都希望能清除掉。結果從馬雅被診斷出有腸道淋巴瘤到現在，已經一年又三個月了。而今在經過好幾個月、幾千英里的路程以後，牠還在跟我一起到處巡迴——我簡直不能想像當時我已經準備好面對牠隨時會離去的狀況。

在奧斯汀再次見到伊賀列卡拉，就像從水底衝出水面一樣——一種類似「回到世界」的經驗。然而這也是在我潛心研究佛教、愛爾蘭靈性傳統、傳統精神療法、夢境解析（這我很拿手）、能量工作，甚至巫術的二十五年以來，讓我馬上就陷入、最深刻的生命轉變練習。

我終於到了奧斯汀，再次與荷歐波諾波諾面對面。這是一種哲學、一種傳統，它實際上把我心中的板子擦乾淨了，不再有我之前努力研習的各種練習、步驟和無止盡的分析活動──這些都是為了了解、修正自己，讓自己能過著我來到這裡該過的生活。我必須承認，有一部分的我很想跳進那些沒接觸過荷歐波諾波諾的人裡面，告訴他們：「那個我已經做過了。」但我開始清理，而那個愚蠢的念頭就被驅散了。

那天晚上，在維泰利博士介紹伊賀列卡拉之前，有個啓示像一道閃電般擊中了我，讓我必須從椅子上跳起來，忍住眼淚，跑去洗手間。在那個當下，在奥斯汀一間可以眺望市區地平線的房間裡，荷歐波諾波諾包圍了我的本質，讓我有了一刻的清明──我知道無論如何我都不想再做巡迴表演了。六個星期之後，我和貓咪馬雅正在前往洛杉磯的路上，要去我們在托片佳峽谷的新家──那個房子出現的時機剛剛好，因為原本要租那間房子的人突然不租了。

七個月過去了，就在上個星期，當我又在另一個重大改變的邊緣搖搖晃晃時，我讀到伊賀列卡拉寫的一句話：「零是根據地。」於是我用我早已知道的方式清理，並從另一種生活的邊緣走下來，然後現在我可以說，我沒有掉下來。

謝謝你給我這個機會，讓我分享從我二月份的奥斯汀之旅中浮現的、跟荷歐波諾波諾有關的改變、啓示和想法。

大我的平靜

伊麗莎白・凱・梅可

在學到並運用荷歐波諾波諾這個方法以前，我正經歷人生中的許多困境：丈夫不相信我有能力建立一個蓬勃發展的業務、我的業務離成功還很遠；另外，在追求更大的夢想與目標的過程中，我感覺異常孤單。

在向喬學習荷歐波諾波諾的那個週末期間，我遇到一位年輕女性，她跟我有相似的興趣和目標，於是我們決定進行一項商業合作。這個合作極度成功，讓我的業務在兩個月之內由起伏不定變成蒸蒸日上，所以我們正在計畫下一個專案。我覺得我們好像已經是多年的親密好友，而不是只認識幾個月。但最棒也最顯著的改變甚至在我的業務開始起飛之前就發生——我跟我丈夫的關係在短短幾個星期內就改變了。每當我在和丈夫的關係上感到不愉快時，就用這個方法，然後突然間，我丈夫開始重讀我的電子書、問我問題，並分享他自己的經驗。他在工作上被賦予更多責任，也恢復了自尊心和對自己的愛，這些對我們的關係有火熱的影響。

我對我自己，以及在我面前展開的事物有不可動搖的信任與自信，自始至終我只是每天花幾分鐘實行這個簡單的方法。

謝謝你！

《紅色熾熱的臥房》作者、「喜悅空間」創辦人
凱莉・金恩

※ ※ ※ ※ ※

荷歐波諾波諾穿越時間回到過去

我熱愛動物。非常熱愛。我不只在乎、擔心自己養的動物——我愛全部的動物。

幾年前，我的一個朋友告訴我有個「動物救援網站」。你只要到這個網站，點擊「按這裡給食物——這是免費的」按鈕，就可以贊助庇護所裡的動物食物。每點擊一次，網站的贊助商就會提供〇・六碗的食物給挨餓的動物。一天只要點擊一次，你就能造成實際上的改變。在過去的五年裡，我每天都造訪這個網站，沒有例外。

一個星期六早上，我正在清理電子郵件，然後照例去動物救援網站點擊、幫助動物——我因為自己對這個世界盡了一點個人力量而感到高興——碰巧注意到一張由這網站其中一個贊助商貼出的照片。

我看到一隻被關在籠子裡的動物嘗試咬開柵欄逃出來。牠看起來病懨懨的，憔悴削瘦，即使牠全身那蓬鬆的毛都掩蓋不了牠的痛苦。事實上，牠看起來像是被殘酷地折磨過，讓我甚至看不出這是哪一種動物。是熊嗎？是浣熊嗎？我真的看不出來。說真的，我並不想看得更仔細，因為我的恐懼告訴我，這只會提醒我自己世界上的痛苦那麼多，我能做的卻很有限。然而，我不願意只是為了覺得好過一些而逃避。

我感覺到一股去關心這個狀況的強烈需要。我可以聽到那隻動物在呼喚我、叫我醒過來，並投入我的注意力。當我看得更仔細，我驚恐地發現我看到的是一群被捕捉的熊，連續被關在籠子裡好幾十年。

爲了方便「抽取」膽汁，熊被關在比牠們身體稍稍大一點的籠子裡。肝臟分泌完膽汁後，經由肝管把膽汁儲存在膽囊裡，而膽汁就是從熊的腹部切到膽囊的開口抽取出來的。有一條管子插入這個切口以取出膽汁，或者用一根不鏽鋼棍子硬插入膽囊，使膽汁流到下面的盆子裡。每隻熊每天會被取兩次膽汁，每次十到二十毫升。根據世界動物保護協會的報告，在抽取膽汁時，調查人員發現熊會哀嚎、用頭去撞籠子，還會咬自己的爪子，死亡率是百分之五十到六十。過了幾年後，當這些熊不再分泌膽汁時，牠們會被移到另一個籠子，然後不是讓牠們活活餓死，就是把牠們殺了取熊掌或

熊膽，因爲熊掌被認爲是一種佳餚。（http://en.wikipedia.org/wiki/bile_bear）

我的胃馬上感到一陣噁心，也反射性地想宣洩我對這些無知的盜獵者的憤怒。我動用我所有的教養來提醒自己：羞辱與責怪永遠無法改變一個人。很感謝的是，現在我有了更好的法寶可以運用：荷歐波諾波諾——幸虧有維泰利博士和修·藍博士。

我開始唸誦這些句子：「對不起。請原諒我。我愛你。謝謝你。」當我一次又一次地重複這個祈禱文，我在腦海裡看見那些豢養熊的人心中被愛、理解和慈悲填滿。我看見他們因為被我傳送的訊息穿透過去而靈光乍現，然後接觸到了他們自己的覺知。當他們的意識提升，了解到他們手上的血腥無法怪罪任何人，只能怪罪他們自己，我想像他們極度痛苦地跪下來，懇求神與熊賜予慈悲與寬恕，原諒他們對這些美麗的生物造成如此大的折磨與痛苦。接著，我看見他們釋放了所有的熊，給牠們迫切需要的藥物、照護和治療。最後，讓這些熊重獲自由。

很多人都不知道（就像我之前也不知道），熊的膽汁已經被使用了幾百年，目前是被用在紅酒、洗髮精和藥物裡。這悲劇背後的巨大負擔不只包括療癒當下這一刻——我的清理工作還穿越很長一段時間，回到過去，因為有幾百年的傷痛需要被療癒。

這個體驗耗費了我許多時間和精力。那天足足有好幾個小時，我無法專注在任何其他事情上，只是一直重複地說：「對不起。請原諒我。謝謝你。我愛你。」

這個全球性痛苦所帶來的沉重無法逃避，也無法否認。我因為痛苦的感受而筋疲力盡。我覺得悲傷，彷彿我是那個捕獵那些熊、親手將牠們鎖進牢裡的人。

一星期總會有一天，我和我丈夫會撥出時間去約會，這天他找我去看電影。我正處於極度的痛苦中，一點也不想出門，但是我知道如果我說：「不了，謝謝。我真的沒心情去——我很擔心那些熊。」實在很不合情理。

我答應跟他出門，把我自己的清理工作放在心裡。我們去看布魯斯・威利主演的《狙擊封鎖線》（*16 Blocks*），當時我完全沒想到這部電影的主題與我感受到的完全契合——電影裡強調的訊息就是「人類可以改變」。

看電影時，我從頭到尾都在練習荷歐波諾波諾。在其中一幕畫面，我注意到背景裡有一部巴士，車身上的廣告放了一張泰迪熊的圖片，熊下面的字寫著：「送出愛」。

我過去的訓練會告訴我這是「幻想」，但我現在學到的教導會說：「繼續做你正在做的，你正在正確的軌道上！」這是宇宙對我們說話的方法嗎？我相信是的。

這其實是給我的另一個提醒。那些豢養熊的人並不需要我的憤怒去改變，他們需要的只是我的愛。熊需要我的愛，而這個世界需要我們的愛。愛可以改變人，沒有例外。

如果我們追求的是沒有戲碼的療癒及永久的改變，那麼把愛傳送到一個危險、醜陋或凌虐的情境，是我們唯一能做的。這並不總是一件簡單的事，但答案永遠在這裡：就是「愛」。

當我過度警覺的狀態開始平靜下來、天色漸漸變暗時，稍早之前那些噁心、焦慮、愧疚、痛苦和悲傷的感覺終於開始減退。不過我還是繼續在這一天剩下的時間裡實行荷歐波諾波諾，直到入睡。

過了不久，有一天我經過電視機前，聽到新聞主播正在播報最近一場救援熊的行動。在我心底，我知道這則訊息是給我的——這證實了我們真的可以在這個世界的任何一個部分造成實際上的改變，無論我們身在何處。而且是的，甚至是我們在電影院邊吃爆米花邊看電影的時候。

謝謝你們，維泰利博士和修．藍博士，以及所有在你們之前把荷歐波諾波諾的訊息帶進我們生命的人，這個訊息讓我們可以醒悟，並知道我們有療癒世界、讓世界變得不同的力量。

讓我們永遠記得：

不傷害任何事物。

愛所有事物。

愛所有人。
荷歐波諾波諾穿越時間……

蘇珊・伯恩斯

如何創造更快速的成果

你不是因爲神性需要聽，才說「請原諒我」；你是說給自己聽的。

——伊賀列卡拉・修・藍博士

儘管前一章裡已經有那麼多眞實故事，我還是有疑惑。我跟修．藍博士說我並不是都能立即看到清理的結果，他說：「如果你可以大量看到你自己和其他人的清理結果，你會充滿敬畏，然後你會進行更多清理。你把這個世界的錯誤握在靈魂裡，我也一樣。莎士比亞對此有著驚人的洞察力，他說：『可憐的靈魂，我萬惡軀體的中心，被你自己部署的反叛勢力所俘虜……』（《十四行詩》第一四六首）」

莎士比亞提到邏輯（智力）讓人瘋狂、混亂、不清明：

毫不合理地追求；可是一到手，
又毫不合理地厭惡，像是被吞下的釣餌，
設下只為了使上鉤者發狂……

——《十四行詩》第一二九首

莎士比亞也提到記憶的問題：

我有時沉浸於無聲的思考，
想起過往的記憶，

爲生命中許多缺憾嘆息，
舊恨新愁，使我蹉跎珍貴的時光；
……
於是我爲以往的不快而悲傷，
一件一件的悲痛令我沉重，
悲嘆的過往遺憾的舊帳啊，
今日又再償付，彷彿當時未還清。

——《十四行詩》第三十首

莫兒娜說，神性給了我們生命這個禮物，而生命的目的是：清理、清除、清除，然後找到你自己的香格里拉。在哪裡呢？就在你之內。

莎士比亞和莫兒娜都是神性的信差，帶給我們洞察生命之謎的能力。

我已經算是一個很能接受新思想的人了，依然不明白修．藍博士試著告訴我的重點是什麼。但我還是堅持下去。我記得我在以前的書裡寫過一句話：困惑是清明之前的美好狀態。

呃，我現在就在這個「美好狀態」中。

很多治療師來找修．藍博士，抱怨說他們覺得身體不舒服，或是覺得自己幫不了客戶。我能理解，於是我開始了一個奇蹟輔導員計畫。我希望我的輔導員都能了解：唯有先療癒自己，才能療癒別人；別人其實已經是完美的。修．藍博士透過一封電子郵件解釋道：

上個週末，我在加州卡拉巴薩斯市講授「透過荷歐波諾波諾形成的大我意識」，當我正在下午的時段講課時，一名學員突然大聲叫了出來：「天哪，我現在知道爲什麼我在治療客戶時，胃會不舒服了，因爲我蓄意承擔了他們的悲痛。我根本不用這樣啊，我可以清理掉這些傷痛的。」

這個學員領悟到了一些「治療師」們不了解的東西。治療師不明白的是，客戶是完美的。客戶不是問題，治療師也不是問題，問題是莎士比亞所謂的「使我蹉跎珍貴時光的舊恨新愁」。

問題是治療師和客戶共有的錯誤記憶，這些錯誤的記憶在潛意識（尤尼希皮里）裡重複播放。

而「透過荷歐波諾波諾形成的大我意識」療法是一個懺悔、原諒和轉化的問題解決過程，任何人都可以用在自己身上。它是一個祈求神性將我們潛意識中的錯誤記憶轉爲零、轉爲空無的過程。

所以它如影隨形。潛意識中的錯誤記憶一直在重播問題（問題可能是體重、你的兒子或任何事），而我們的意識——智力——對此一無所知，它一點也不知道發生了什麼事。

在這種情況下，荷歐波諾波諾就求助於內在的神性（神性知道發生了什麼事），把在潛意識裡重複播放的記憶——不管是什麼記憶——轉化成零。

有一件事需要說明：期望和意念對神性沒有任何作用，神性會以自己的方式和時機運作。

雖然我尚未完全理解這一切，卻感受到了唸誦「我愛你」的力量。這件事看起來十分無害，畢竟一直說「我愛你」會有什麼害處呢？沒有。事實上是零。

如同修．藍博士解釋過的：「要打開讓神性財富流進來的通道，需要先清除記憶。只要潛意識裡還存有這些記憶（阻礙/限制），它們便會阻礙神性，不讓神性給予我們每日的食糧。」

我開始覺得有必要跟全世界分享「我愛你」這整個清理、淨化、消除的工具。企業家如我，已經看到了這個產品的可能性，便和我其中一位合夥人派特．歐布萊恩討論要將這個方法製作成一個特別的有聲產品。他很快就同意了，由他負責譜曲，我來錄那四個句子。另外，我也寫了網站的文案。

那個網站和有聲產品很快就成爲我和派特的暢銷產品。但是比業績更令人欣慰的是，我們幫助人們意識到一個簡單的清理方法的力量。想像一下，有成千上萬的人都在說「我愛你」耶！

馬克．萊恩——第一個告訴我這位治癒了精神病罪犯的神祕治療師的朋友——也加入了，和我一起根據修．藍博士的洞見來創造產品。

馬克和我製作了一張潛意識的ＤＶＤ，整個構想是要讓轉變輕鬆又不費力地發生，你只要把ＤＶＤ放進光碟機，然後坐下來看節目就好了。你會聽到我或馬克說的故事，還有一些原創的音樂。你也會有意識地看到美麗的景色，例如島嶼和白雲。而你在意識上看不到的，則是在螢幕上瞬間閃現的潛意識訊息。這些訊息就像發送到你潛意識的電報，它們閃現出幫助你放下所有怨恨、讓你感覺到愛所需的文字。這整張ＤＶＤ的設計就是要幫助人們寬恕、幫助人們再次去愛。

也就是說，這項產品是設計來幫人們清理掉內在的負面障礙。而當他們清理時，會越來越體驗到零極限的極樂狀態。

我發現隨著我持續在清理，創意就一直朝我出現。我開始稱之為靈感行銷。過去我也許會試著綜合現有的想法或商品來創造一項新產品，但現在我發現我只要允許點子朝我出現就行了，而這麼做更有力量，也更沒有壓力。我所要做的就是在點子出現時採取行動。這就是派特和我錄製「我愛你」的錄音，以及我和馬克製作潛意識DVD的方式——點子出現在我腦海，我採取了行動。

如果你停下來思考一下這其中的含意，你也許會感到驚歎。我想說的是，不斷清理遠比任何事都重要。當你清理時，點子會不斷朝你出現，而其中有些點子可以讓你變得非常、非常富有。

修·藍博士提供了許多不間斷的清理方法，都是他自己發明的。其中之一是某天他從天啓中收到的一個符號。就是下面這個：

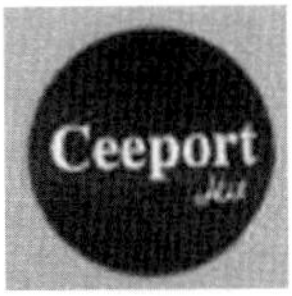

他把這個符號放在名片上，也用它來製作貼紙和鈕扣。他說Ceeport這個字的意思是

「在回到港口（Port）——零的狀態——的路上，清理、清除、清除。」

因爲現在我已經確信清理是唯一可以較快獲得成果的方式，所以我總是戴著兩個別針。我也把這個符號貼在所有物品上，從汽車、電腦，到皮夾、健身器材等等。如果不是因爲看起來很怪，我還想在額頭上也貼一張。當然，我還可以把它刺在身上。

有一天，修．藍博士來我家跟我討論這本書，我讓他看了我的新名片。我朋友幫我跟我的新車拍了張照片，那是二○○五年的帕諾茲超級跑車（Panoz Esperante GTLM），一輛在亞特蘭大手工打造、充滿歐式風格的豪華跑車。我知道我看上去很有自信，或許還散發出「財富」的光芒，但是我完全不知道這張照片有多大的力量。

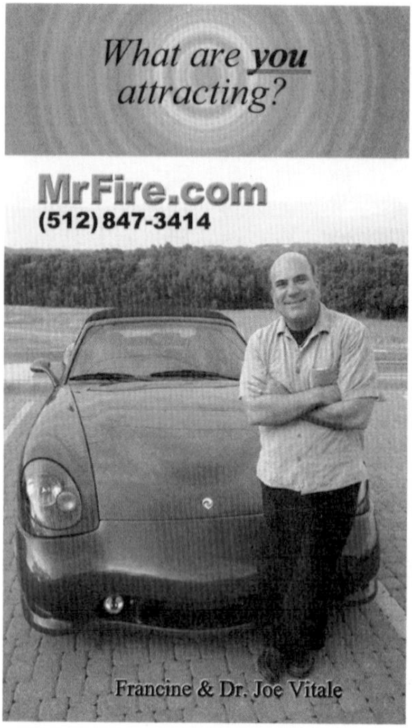

「這是個清理的工具。」

修．藍博士看了一會兒後說道。

「你可以用你的名片刷過物品、人或你自己，來清除記憶和負面性。」

不管他說得對不對，我對自己的名片更滿意，也更願意把它發給別人了。我馬上拿名片在身上揮舞了一番，把我周圍的負面性清理掉。修．藍博士笑了出來。

修．藍博士說，帕諾茲公司的標誌也是一個清理工具，那是個有獨創性的徽章，上面有漩渦狀的陰陽圖案，以及三葉酢漿草。他盯著標誌上的亮紅色、白色、藍色，以及中間綠色的酢漿草，然後說這也是個可以用來清理的有力標誌。因爲我很鍾愛我的帕諾茲跑車，也很常開，所以想到光是坐在方向盤後面，車子就在清理我，我不禁微笑。

而我的名片最完美的是，上面有我車子的照片，帕諾茲的標誌就在引擎蓋上，這意味著我的名片是具有雙重功效的清理工具。

我確定有些人聽到這些，會認爲修．藍博士腦筋有問題，但無論你認爲他是不是瘋了，我和許多人利用這些「瘋狂」的清理工具——例如我的名片或他的Ceeport貼紙——所獲得的成果都是眞的。然而，如果你理智上就是懷疑這一切，那麼把成果都在這裡列出來也不會造成什麼改變。畢竟，聽到有人爲了提高業績，而把Ceeport的圖案貼在辦公室裡，你可能會覺得他很蠢，說好聽一點是迷信。嗯，那也許是安慰劑作用吧：它有效，是因爲你相信它有效。如果這樣，我說那就繼續下去吧。

例如，你會在下一章讀到業務員馬文的故事，他打破了豪華轎車的銷售紀錄。他告訴我他「到處」都貼滿了Ceeport的貼紙。

「我把這些貼紙貼在桌子底下、天花板上、電腦上、咖啡壺上、車子底下、展示間裡、等候室裡等等。」他還說：「我買這些貼紙也沒有折扣喔。我買了好幾百個，然後到處貼。」

或許是因爲他對清理工具的信任，讓它發揮效用。

也或許是工具自己發揮了效用。

誰知道呢？

一位醫生告訴過我：「所有藥物都包含了道具和安慰劑。」

如果我的名片是安慰劑，那可比其他很多安慰劑便宜多了。

我說，如果有效，就做吧。

清理，清理，清理，清理。

如何接收到更大的財富

我就是那個「大我」。

我和修．藍博士舉辦的第二場研討會跟第一次不一樣，雖然主題還是跟清理、清除程式或記憶有關，但他講課的方式更輕鬆，也更臨場發揮。他一開場就先舉起一顆棒球，問大家這種遊戲的意義是什麼。

「爲了打出一支全壘打。」有人說。

「爲了勝利。」另外一個說。

「爲了讓你盯著這顆球。」我說。

「沒錯！」修．藍博士以他濃重的夏威夷口音回應。「爲了要贏得勝利或打出一支全壘打，你必須一直盯著這顆球。但你生命中的棒球是什麼呢？」

全場鴉雀無聲。

「是你的呼吸。」有人答道。

「是當下。」另一個人說。

修．藍博士發現我們沒抓到重點，便提供了一個答案：「那顆棒球就是神性。」他說。「你必須一直聚焦在回到零這件事情上。沒有記憶，沒有程式。零。」

清理，清理，清理。

你在這裡要做的就是清理或不清理。你可以隨你的喜好選擇，但是你不去決定自己能否得到它，你相信神性會做出最適合你的安排。你會比神性懂更多嗎？很難吧。所以放手吧。

清理，清理，清理。

「我的意念是要與神性的意念一致。」我對修．藍博士說。

「那很好，喬瑟夫。」

意念是限制。你決定找個前排的停車位，你想要它，但是神性給了你一個一英里外的停車位。爲什麼呢？因爲你需要多走一點路。放手吧。

清理，清理，清理。

我跟修．藍博士多相處了兩天。房間裡有十三個人，整個討論的焦點都放在問題是如何產生的。

「你們會一直有問題。」修．藍博士斷言。我雖然抗拒這句話，但還是把它寫了下來。清理，清理，清理。

「問題是重播的記憶，」修．藍博士說，「而記憶是程式。它們不只是你的，而是共有的。釋放記憶的方法就是傳送愛給神性，神性聽到了，並在最恰當的時機、以最好的方式回應。你做選擇，但不做決定。決定的是神性。」

我不了解。清理，清理，清理。

馬文，一個愛笑又快樂的菲律賓人，站了起來，跟大家說明他如何在一年之內賣出總價高達一億五千萬美元的豪華轎車——他不試圖賣任何東西給任何人，就只是清理而已。

「我就是整天一直說『我愛你』。」他以帶著口音的英語解釋道。「我會邊聽別人說話邊清理。我所做的就只是清理、清理、清理。一直清理。」

「你一點也沒有想要讓任何事發生嗎？」我懷疑地問道。我想他至少有賣車的意圖吧，那是他的工作耶。

「從來沒有。」他回答。「沒有任何期待。我只是去上班，然後清理。」

清理，清理，清理。

我花了兩天的時間，聽那些和你我一樣的普通人分享他們清理的故事，但這些都好難讓人接受。只要清理並說「我愛你」，這個世界就改變了？你會賣掉更多車？你會賺更多錢？哈？

「你對這一切要負完全責任，」修．藍博士說，「它們都在你之內。所有的一切，沒有例外。你必須清理它，要不然它不會被清除。」

對恐怖主義進行清理？

清理，清理，清理。

對經濟進行清理？

清理，清理，清理。

對＿＿＿＿（你自己填上）進行清理？

清理，清理，清理。

「如果它在你的體驗裡出現，那你就有責任要對它進行清理。」修．藍博士說。

我在休息時間打電話回家，看看娜瑞莎和我們的寵物在做什麼，結果娜瑞莎說她花了一整天爲我準備了一個驚喜，讓我大吃一驚，因爲她有很多事情要忙，不太可能爲我做任何事。

「是什麼呢？」我問。

「一個大大的驚喜！」

「告訴我。」

「你花一百萬年也猜不出來。」她說。

「別讓我猜了，我沒有一百萬年。」

在告訴你她的回答之前，我要先說明一下。娜瑞莎一直壓力很大，因爲她手上實在有太多案子，根本做不完。她正在幫我和一個客戶製作影片；她發明了一個軟體，想要宣傳；我不在家的時候，她還要照顧房子、照顧家裡的動物。她幾乎沒有時間規畫一天的行程，更別說要做她那一大堆案子了。所以當我聽到她跟我說下面這件事的時候，你可以想像我有多驚訝：

「我把你的衣櫥拆了，重新組裝。」

清理，清理，清理。

我嚇了一跳。清理我的衣櫥並不在她的待辦事項清單上，甚至也不在我的。

「我把你所有的衣服都拿下來，擱板也拆下來，做了幾個新的，再把你的衣服掛回去，把堆在一起的衣服用衣架掛好，也重新整理了放在地板上的衣服。」

這件事讓我震驚的程度，就好像她給了我一張，呃，五百萬美元的支票一樣。難以置信。

「你爲什麼想要這麼做呢？」我問。

「我已經想這麼做很久了。」她回答。

她想做這個？可能吧，但是她沒有時間啊。眞是出乎意料。

修．藍博士說，當你清掉記憶，靈感就能穿越了。娜瑞莎顯然是受到靈感的啓發，而整理了我的衣櫥。這是個象徵，也證明了內在的清理會導致外在的結果。

你無法計畫外在的結果。

再強調一次：你可以選擇，但你無法決定。

之後在修．藍博士的汽車旅館房間裡，他和我像師徒一般地坐著。只不過，他把我當師父。

「喬瑟夫，你是神最初創造的十個人之一。」

「我是嗎？」我覺得很榮幸，但說實在的，我不懂他在說什麼。

「你來此的目的就是要幫助喚醒人們內在的神性。」他解釋著。「你寫的東西有催眠的效果，那是你的天賦，不過還不只如此。」

「不只如此？」

清理，清理，清理。

「你是商業世界的J先生。」他說。「你知道那是什麼嗎？」

我一點頭緒也沒有，也坦白地招認。

「你是商業世界的耶穌（Jesus），」他說，「爲了改變而來的核心人物。」

他一邊說的時候，我一邊在想，我最好把這段對話當成自己的祕密，因爲沒人會相信的，連我自己都不信。

清理，清理，清理。

「當我跟隨莫兒娜的時候，」他回想起他待在那位夏威夷治療師身邊的那些年（他現在教的新版荷歐波諾波諾就是莫兒娜傳授的），「前五年我以爲她瘋了。但是有一天，那種想法不見了。」

修．藍博士談話的風格就是隨性、詩意、富有想像力，他似乎是同時運用左右腦，而我們其他人都是偏向其中一邊。他從告訴我說我是商業世界的救世主談到了莫兒娜，那種特別的方式很催眠，我被牢牢吸引住了。我想了解更多。

「你的頭上圍繞著一個花圈，喬瑟夫。」他說。他看到了我沒看到也沒感覺到的東西。「那個花圈是由錢的象徵組成的，例如老鷹。」

不知道爲什麼，我很想向他展示我戴的一枚戒指。那是一枚來自古羅馬、有兩千五百年歷史的純金戒指。他伸出他的手，我把戒指放在他的掌心上。

「戒指上的文字是拉丁文，」我向他解釋，「Fidem的意思是信念。」

修．藍博士沉默地握著這枚戒指，他似乎正在接收一些圖像或感應。當他看來像是在進入與這枚戒指共同的頻率時，我在一旁安靜地待著。

「在過去的某一世，你曾是個偉大的演說家，」他說，「但是你被圍攻且殺害了，而這枚戒指在幫助你療癒那段記憶。」

這很有趣。我腦子裡經常會閃現過去是個傳奇演說家的影像，但是我現在很害怕公開演講，因爲我過去就是在演講之後被殺害的。我以爲那是一個自尊心設計的記憶，而不是什麼前世。不知怎麼地，修．藍博士藉著握住這枚戒指，而接收到了那個記憶。

「我很少戴它。」我老實承認。

「戴著它，」他說道，「一直戴著。」

他盯著戒指。

「太不可思議了！」他說。「這枚戒指曾經被一位知道『認識自己』的價值的治療師戴過。」

我被迷住了。在現實世界的狂風暴雨中，修．藍博士有種平靜如大海的特質；當整個世界天旋地轉，他看來仍然如如不動。不論向他而來的是什麼東西、什麼字句，他都接受，然後從心底說出來。他盯著我，又看著我的腳。

「喬瑟夫，我的天啊，我該坐在你的腳邊，」他說著，眞的被他在我身上所看到的感動，「你就像神一樣。」

清理，清理，清理。

「我們來到這裡就是爲了清理。」他在我們的週末訓練期間提醒我及其他人。「要一直不斷地清理，清理掉所有記憶，這樣神性才能喚起我們去做我們來此該做的事。」

清理，清理，清理。

在訓練過程中，我了解到我曾經對我其中一本書進行清理，另一本卻沒有。我曾經花時間去愛《相信就可以做到》，結果它成了暢銷書榜上的第一名。但我卻沒有花時間去喜愛我另一部作品《每分鐘都有顧客誕生》，它就沒有賣得那麼好。當我了解到這點，一股電流直衝上我的背脊，原來這就是它沒有賣得跟我其他書一樣好的原因。

當我參加第一次訓練時，我學到我可以用鉛筆尾部的橡皮擦來幫助我清理，我會用這塊橡皮擦去輕敲我要清理的東西。就是這個了，即使這不是實際清理記憶的行為，至少是個象徵。我拿出一本我當時的新書《我夢想，因為我不絕望》，然後把那枝鉛筆放在上頭。在接下來的幾個月裡，我每天都用橡皮擦去敲書；只要經過，我就會停下來，拿起鉛筆，用筆尾的橡皮擦去輕敲那本書。很瘋狂是不是？但這是一個心理扳機，可以幫助我清理這本書周圍的任何記憶。唔，然後這本書立刻成了暢銷書，並停留在第一名的位置有四天之久。大公司一次都買個好幾千本，沃爾瑪超市有進貨，《今日女性雜誌》也特別介紹這本書。

但我沒有對《每分鐘都有顧客誕生》進行任何清理，這本書就這麼出版了。它很接近暢銷書排行榜，但沒有進入前十名。我精心安排了一場大型宣傳活動，希望引起大眾對這本書的注意。它的確引起一些關注，卻沒有帶動銷售熱潮。我把這件事告訴修．藍博士。

「在你的腦子裡想像把這本書浸泡在一杯加了水果的水裡。」他這麼建議。「我知道這很瘋狂，但是記下今天的日期，把書泡在水裡，然後看看會發生什麼吧。」

當他問起歐普拉時，我也嚇了一跳。

「你想上她的節目嗎？」

我結結巴巴地說希望有天可以。那時我還沒上過賴利．金的節目，所以歐普拉的節目聽起來像個大躍進。

「你要清理乾淨才不會說不出話來。」他建議。

清理，清理，清理。

「有兩個作家上了節目，然後說不出話。」他解釋著。

「我可不想那樣。」我說。

「當你去上歐普拉秀時，那會是因爲她，不是因爲你。」他說。

「聽起來很深奧。」這是我的評論。

「你要放棄人們是爲你做事的想法。他們是爲他們自己做事，而你要做的就是清理。」

清理，清理，清理。

在我要結束這次旅程、離開修．藍博士之前，我再次問起他那些年在收容精神病罪犯的醫院擔任全職心理學家的事。

「我要你了解某些事，」他告訴我，「那並不容易，而且我也不是單打獨鬥。」

我帶著想了解更多的心情離開。我想了解更多更多。

清理，清理，清理。

似乎每個實行荷歐波諾波諾的人都有一個相當引人入勝的故事可以說。例如：

親愛的修・藍博士：

我最近參加了在費城舉行的荷歐波諾波諾聚會。我要用我融化的心向你致上最深、最虔敬的謝意，謝謝你提醒了我回家的路。我永遠感激神性，也感激你，還有那些幫你從事這項教學工作的孩子們。

以下是一則回應給工作坊的見證，我想分享給那些可能想知道荷歐波諾波諾力量的人。如果分享能幫助更多人，請這麼做；如果對此不感興趣，請忽略它，也希望我表達了對所有人的感激。

將滿心深厚的謝意獻給你們所有人。

願神在你們清理、回家的途中，賜予你們平靜、智慧、健康和長壽。

滿滿的愛與祝福

丹娜・海尼

費城荷歐波諾波諾聚會的見證

修・藍博士以演講和一些圖片開始了這個工作坊。他闡述了荷歐波諾波諾的宇宙觀，問我們：「你是誰？你知道嗎？」並和我們一起探索我們真正的自我那不可思議的、永恆的、無限的、完整的、全然的、空無的、零的實相，也就是所有平靜的源頭，他稱之為「家」。之後我們又隨他一起探索「問題是什麼」的本質。「你是否曾發現，」他問道，「不論問題出現在何處，你都在場呢？這告訴了你什麼？」他使我們融入那過程，引導我們進入問題與答案，就像蘇格拉底再世。當時我並不知道，為了清理與轉化，修・藍博士正靈巧地挖掘出隱藏的記憶和批判。

我掉入修・藍博士設下的陷阱，舉手發問、發表看法。然而隨著時間一天天過去，我越來越覺得每次我問修・藍博士一個問題，他都很小看我。我覺得被輕視了，修・藍博士的每一個回答都讓我備受煎熬，讓我在大家面前非常丟臉。

到了星期日早上，我對修・藍博士的憤怒到達極點，很想離開，因為我覺得他傲慢自大、有操縱欲又專制獨裁。我在那裡坐立難安、怒火中燒，隨時會哭出來。

我氣到想離開。雖然不確定自己是不是想一走了之，但我真的起身去廁所，因為怕自己會在會議室裡哭出來。廁所裡都是阿摩尼亞的味道，我坐在其中一個隔間裡，內心的憤怒已經變成狂怒。喔，我簡直氣到想殺人。一部分的我並不想釋放這怒火，但另外又有某樣東西促使我持續說著：「原諒我。原諒我。我愛你。」

我對著我的怒火持續重複這些話。接著，我突然了解到這感覺並不陌生，我曾感受過這同樣的怒火滲出來，並偽裝成在我意識背後緩慢燃燒的憤怒——每當我丈夫奚落我，或是我那個律師母親堅持她是對的時候。喔，我母親就是有辦法把黑的說成白的、困惑她孩子單純的心。

然後我就懂了，我「瞭了」。啊哈！就是這個！這是某種老舊的記憶，是我自己眼中的問題，是我硬塞到別人心裡的問題。這是我帶在心上的記憶之劍，它拖累了我的「當下」，又傷害了其他人——修．藍博士、我母親、我丈夫、布希、海珊，以及任何一個我可以指控、傷害的人。這就是修．藍博士所說的那個一次又一次持續播放的錄音帶。

我沒有離開，而是回到會議室。在那一天剩下的時間裡，我體驗到深沉的平靜。我不斷在腦子裡安靜地重複：「對不起。請原諒我。謝謝你。我愛你。」在那之後，當修．藍博士回答問題時，我只從他那裡感覺到愛，完全沒有之前的情緒了。他沒有變，變的是我內在的某些東西。

在我回到會議室後不久，修．藍博士分享了一個他進入荷歐波諾波諾的個人經歷。

他曾經放棄這個課程，不是一次，而是三次，每一次他都想這個老師真的是「瘋了」，而每一次他都寧願犧牲學費。難道他知道我在想些什麼？他知道我剛剛也認為他瘋了，而差點就這麼離開了嗎？

在接下來的休息時間裡，我小心翼翼地接近修・藍博士，他非常和藹地解釋說那古老且經常重複的男權至上主義的記憶開始抬頭了。他說這是個非常普遍的記憶，需要許多堅持與努力才能療癒。而直到回家以後我才開始明白，在參加工作坊時，我的身上已經發生了非常深層的療癒。

整個週末，修・藍博士給了我們一些轉化的工具——完全反理智主義的工具。雖然心有懷疑，我還是盡責地說著「露珠」，並拿著鉛筆輕敲我在一張紙上寫的三個詞，它們代表了我的問題所在——「電腦」「兒子」和「丈夫」，不過我對成果沒有期待。而再一次地，直到回家後，我才了解這幾個詞的威力。

當我回到家，丈夫和兒子都來迎接我。他們兩個笑嘻嘻地說：「猜猜看你不在家時，我們準備了什麼？」「一部新電腦？」我猜道。我們的電腦最近一直有問題，它曾經花掉到府維修的技師好幾個小時的時間（我沒騙你），以致於我嚴重懷疑我們的電腦有個討厭鬼，可能是精靈或鬼怪。更重要的是，在過去的幾個星期裡，我們為了那反覆不定的電腦有過多次的家庭紛爭。我不在乎電腦，我只想要和諧安寧。

讓我有點驚訝的是，丈夫和孩子竟然一起說是，他們買了一部新電腦。前一天晚上他們才決定再等半年再去買一部有六十四位元處理器的新電腦呢。然後他們說：「猜猜看是哪一種。」我一個一個列出我所知道的品牌：戴爾、惠普、新力、捷威、康柏等等。「不是，不是，不是，不是。」我每猜一個他們就說不是。「我放棄了！」我叫道。

你要知道，我結縭三十年的丈夫一直是個非常堅持己見的人。他有鋼鐵般的意志，當他專注又清醒的時候，他有著驚人的決斷力；但當他不是那麼清醒的時候，他的果斷就比較像是固執，沒有任何事物能動搖他。他一直是個人電腦的忠實擁護者，沒有任何東西能改變他的想法，門兒都沒有。所以，當他們一起大聲對我說出：「是蘋果電腦！」的時候，我幾乎要昏倒在地。你知道嗎？我一直想要蘋果電腦，但蘋果電腦就是進不了我家的門，就像豬肉永遠進不了猶太教徒的家門一樣。

這對有些人來說也許稀鬆平常，但是我已經結婚三十年了。在這三十年裡，我的婚姻經過了丘陵與山谷般的起伏，我們兩個都為了和諧與平衡的目標而努力。這個顯然不合邏輯的電腦品牌選擇象徵著「放下劍」，這只有在戰場上兵戎相見的人才能看得出來。我的意思是，如果你告訴我中國解放了西藏，我都還不會這麼驚訝。

我腦海裡還記得我拿起鉛筆，說著「露珠」，並輕敲「丈夫」「電腦」「兒子」三個詞的樣子。三十年的衝突真的可能就這樣快速又不費力地化解了嗎？只是說著「對不起」「原諒我」「謝謝你」「我愛你」，就能轉化我和權威人物——母親、電話公司、丈夫——之間一輩子的外在衝突嗎？我只知道，在參加工作坊之後的兩個星期裡，我每天都虔誠地練習修．藍博士教我的東西。結果我兒子拖延很久的慢性病好了，我丈夫也開始跟我討論那些我曾經隱藏、壓抑的事情。喔，然後昨天晚上他說：「你知道嗎，親愛的，如果你喜歡，你可以買一部筆記型電腦來用。」

懷疑論者想要了解

生命的目的在於每個當下都回歸到愛。要完成這個目的，人必須承認他對於創造了自己目前的生活，有百分之一百的責任。他必須了悟到，是他的想法在每個當下創造了他生命目前的樣貌。問題並非來自某些人、某些地方、某些情況，而是來自對這一切的想法。他必須意識到，根本沒有「外在」這回事。

——伊賀列卡拉・修・藍博士

在本書稍早我曾經提過，我寫過一篇名爲「世界上最奇特的治療師」的文章，貼在我的部落格上，還把它加到我的網站裡。它也出現在大衛．瑞克藍（David Riklan）的書《一〇一個改善生命的方法》（*101 Great Ways to Improve Your Life*）裡面。這篇文章成了我所寫過傳播最廣、被討論得最熱烈的文章。人們把它刊登在新聞群組裡、轉寄給他們的朋友，以及發送給他們私人或公共電子郵件名單中的每一個人等等。很顯然地，裡面的訊息鼓舞了每一個人。而也正是這篇文章引起了出版商的注意，最終促使我寫出了這本書。

但並非每個人都喜歡這篇文章，有些人不相信有任何人能夠幫助治癒醫院裡患有精神疾病的罪犯，即使是心理學家。有個人寫信要求修．藍博士提出證明，他想知道修．藍博士在精神病院經歷的眞相。我也想知道，就讓眞相大白吧。而下面是修．藍博士詳細的回覆：

跟許多故事一樣，這個故事也需要澄清一下。

眞實的是：

1. 我曾經受聘於夏威夷州立醫院，以支薪的全職心理學家身分在那裡工作多年，那是直屬於夏威夷州衛生署的精神疾病機構。

2. 我從一九八四年到一九八七年，以全職心理學家的身分在那裡服務三年，每週在收容男性罪犯的高度戒護單位工作二十小時，那些病人犯下的罪行有謀殺、強暴、嗑藥和暴力攻擊他人人身、財產。
3. 我一九八四年剛到任時，所有隔離病房都住滿了凶暴的病人。
4. 在那個單位裡，每天都有好幾個病患被套上金屬製的腳鐐和手銬，以防止他們對其他人使用暴力。
5. 在那個單位裡，病患攻擊病患或攻擊工作人員的暴力事件時常發生。
6. 病患並沒有受到密切的照顧與復建。
7. 單位裡沒有復建活動。
8. 也沒有單位外的活動、娛樂或工作。
9. 幾乎沒有病患家人會到那裡探訪。
10. 除非有心理醫生的親筆許可，否則病患不准離開那個高度戒護單位；就算獲得許可，也一定要戴上腳鐐、手銬。
11. 一個典型的病患在裡面待上幾年，一年的花費我相信大約要三萬美元。
12. 工作人員請病假的比例極高。
13. 那裡的環境單調沉悶，甚至讓人感到絕望。

14. 工作人員基本上都是很棒、很有愛心的人。

15. 以上我所描述的應該是這個國家大部分精神病院的典型現象。

而當我在一九八七年七月離開那個單位時：

1. 隔離病房已經沒有在使用。

2. 腳鐐和手銬也已經沒有在使用。

3. 暴力行爲極爲少見，通常只發生在新病患身上。

4. 病患可以負責自己的照護，包括安排住宿、工作，以及離開這個機構之前的法律服務。

5. 單位外的休閒活動，例如慢跑和網球持續在進行，而且不用獲得心理醫生的許可，也不用戴上腳鐐、手銬了。

6. 單位外的工作活動也開始了，例如洗車——同樣不需要獲得心理醫生的許可，也不用戴上腳鐐、手銬。

7. 單位內的工作則包括烤餅乾和幫鞋子打蠟。

8. 病患家屬會來探訪了。

9. 工作人員不再習慣性地請病假。

10. 因爲人們在乎而重新粉刷和保養，讓單位裡的環境大大改善。
11. 工作人員更專注支持病患爲自己負百分之百的責任。
12. 病患從入院到離開的時間，由數年大大縮短到數個月。
13. 病患和工作人員的生活品質也戲劇性地改變，從原來的監護看守關係，變成一家人之間的互相關心。

作爲那個單位裡的全職心理學家，我到底做了些什麼？每一次我到那個單位之前、在那裡的時候，或離開那裡以後，我都實行「透過荷歐波諾波諾形成的大我意識」療法，對發生在我之內、以問題的形式被我有意識或無意識地經驗到的一切進行這個懺悔、原諒和轉化的過程。

我沒有爲單位裡的病患進行任何治療或諮詢。

我也沒有參加任何跟病患有關的工作會議。

我對自己負起百分之百的責任，去清理我內在的東西，那些東西引起我作爲一個全職心理學家而面臨的問題。

我是「我是」的創造物，我是完美的，一如所有人和所有的一切。不完美的是「垃圾」，是那些以批判、怨恨、憤怒和惱怒的形式反應、重播的記憶。天知道靈魂裡還負載著多少廢物呢。

大我的平靜

伊賀列卡拉・修・藍博士

雖然我還在學習荷歐波諾波諾，但有時如果我覺得某些人思想夠開放，我也會教他們這個療法。當然，他們的開放是我的投射，而不是他們的。我變得越清淨，我周圍的人也會變得越清淨，但這個事實不容易被接納，因爲想去改變外在比改變內在簡單多了。

在茂宜島，一個房產經紀人開車帶我們到處看房子。一路上，我們談了許多關於療癒、靈性、《祕密》影片，以及個人成長方面的東西。這些都非常有趣，但開車途中，發生了一件頗具啓發性的事情。

那個房產經紀人讀過我那篇很有名的〈世界上最奇特的治療師〉。跟所有人一樣，他覺得那篇文章很有啓發性。也跟所有人一樣，他並不是完全理解。

當我們開車在這座美麗的茂宜島到處繞的時候，我聽著那位經紀人抱怨他沒辦法賣出去的一棟房子。買家和屋主產生爭執，引起許多憤怒、怨恨和其他困擾。房子的銷售被他們的爭論卡住，短期之內無法解決。那房產經紀人顯然對他們的行爲感到很沮喪。

我聽了一會兒，忽然有股靈感想說話。

「你想知道修．藍博士會怎麼用荷歐波諾波諾處理這樣的狀況嗎？」我問。

「想啊！」那位房產經紀人大聲回答，顯然十分好奇。「我非常有興趣，快告訴我。」

「這樣應該很棒。」娜瑞莎說。

「嗯，我不是修．藍博士，」我開始說，「但我和他正在寫一本書，也跟著他訓練過，所以我想我知道他會怎麼處理這件事。」

「快告訴我吧！」

「修．藍博士的方法是，他會探求自己的內在，去察看到底是他內在的什麼東西共同參與了他在外在所見的經歷。」我開始說著。「當他在精神病院工作的時候，他檢閱病人的病歷。不論他是否對他們的行爲感到排斥，或有什麼其他的感受，他都不去處理病人，而是處理自己經驗到的感覺。當他清理了自己的內在，病患也得到清理與療癒。」

「我喜歡這個。」房產經紀人說。

「大多數人都不了解責任的意義，」我繼續說道，「他們都只是抱怨。而當他們成長且變得更有覺知時，才開始認爲他們要對自己的言行舉止負責。在這之後，當你甚至更爲覺知時，你開始領悟到你對每個人的言行舉止都有責任，只因爲他們出現在你的經驗裡。如果你創造了自己的實相，那麼你也創造了你所看到的一切，包括你不喜歡的部分。」

房產經紀人微笑著，點了點頭。

我繼續說著。

「在你所面臨的情況裡，買賣雙方做了什麼並不重要，」我說，「重要的是你做了什麼。修．藍博士所做的很簡單，就是重複地說『我愛你』『對不起』『請原諒我』和『謝謝你』。他說這些的對象不是人，而是神性，目的是要清理掉共有的能量。」

「我會這麼做的。」房產經紀人說。

「但是你這麼做不是爲了得到什麼東西，」我繼續說道，「而是爲了清理掉共有的能量，這樣別人就不必再經歷這個能量了。這是淨化，而你要一直持續實行它。」

我停頓了一下。

那位房產經紀人似乎理解了。他的眼睛睜得大大的，笑容也更深了。

「如果你覺察到它，」我繼續說，「那麼你就有責任去清理與療癒。而既然你讓我注意到了這買賣雙方的狀況，那我也必須對這件事進行清理。現在它已經是我生命經驗的一部分，而如果我創造了我自己的經驗，那我對這件事也有責任。」

在我們繼續開車去看茂宜島的其他房子時，我讓那位房產經紀人慢慢消化這一切。

幾天後，我收到了那位經紀人的電子郵件，他說他持續在用修．藍博士的方法。

就是這個樣子。

一切都是愛。

要持續不斷地做。

而且你要全然負責。

有一天，我和敏蒂．赫特一起主持了一場研討會，敏蒂在德州的溫柏里管理一間合一教會。研討會的主題是「金錢的祕密」。而在研討會稍後，我教每個人荷歐波諾波諾的清理方法。之後有位男士過來對我說：「我說不出『對不起』和『請原諒我』。」

「爲什麼？」我問。我從來沒聽過這樣的問題，所以很好奇。

「我無法想像一位慈愛的上帝或神性需要我請求祂的原諒。」他說。「我不認爲神性需要原諒我任何事情。」

我想了一下，然後我知道該怎麼回答他了：

「你說那些句子不是要請求神性原諒，而是要清理你自己。你是對著神性說，但那些話是爲了要清理你。」

換句話說，神性已經把所有的愛灑在你身上，從來不曾停止。對零的狀態（也就是沒有極限的地方）最接近的描述，就是「純粹的愛的狀態」。愛在那裡，但你不在，因爲有些程式阻礙你處於純粹的愛的狀態，而透過說「我愛你，對不起，請原諒我，謝謝你」，你就在清除那些程式。

再強調一次：神性不需要你實行荷歐波諾波諾，但是你需要。

最近我收到一封讓我心痛如絞的電子郵件，那是我的一個好友寄給我的。她問：

「要是有個人一直在看你的書、看過《祕密》影片、每天上你的部落格、盡了全力，卻依然貧困潦倒、不快樂又失敗，你要怎麼對那個人解釋？我的麻煩一件接著一件，從不停止，你要怎麼說？」

我感受到她的痛苦。畢竟我也曾經無家可歸，在貧困中掙扎了十年。我「一夜之間」的成功大概等了二十年才發生。我知道那種陷入流沙的感覺。

那麼你該對這樣的一個人說些什麼？

在過去我會提供一些解決方法。我會說：去讀克勞德．布理斯托（Claude Bristol）的《信念的魔力》（*The Magic of Believing*）；把《祕密》影片看七遍；創造一個你想要的生活的願景；每天花時間冥想；破除限制自我的阻力。

但那些都是從正面改變的方法。而根據我所學到的——修．藍博士也會證實——那些方法很少有效。

那麼還剩下什麼可行的呢？

我或你或任何人要如何幫助一個困在痛苦裡的人呢？

根據荷歐波諾波諾，唯一的方法是清理我自己。出現在我面前的人，包括寫這封電子郵件給我的人，都與我共有一個程式。他們就像感染了心智的病毒，不該受指責。他們感覺像是被困在陷阱裡，或是被逼到了牆角，我可以丟條繩索給他們，但他們通常不會用，或者，他們會用繩子來吊死自己。

所以你要怎麼做？

我所能做的就是清理我。當我清理自己，他們也被清理；而當我們清除了共有的程式，他們也從全人類中被提升。這就是這些日子我一直在做的事情，也是修·藍博士在好久以前我們第一次通電話的時候告訴我他所做的事：「我所做的就是清理，清理，清理。」

我做的就只是說「我愛你」「對不起」「請原諒我」「謝謝你」，剩下的就交給神性。我不認爲這是無情無義，反之，我認爲這是我所能做的最眞心眞意的事。而這也是我正在做的，即使在我寫著這些字的時候。

最後，請仔細想一想這充滿靈性的一段話：

現在，寫信給我的這個人也成爲你經驗的一部分了，意思就是你也有責任要去療癒了。畢竟，如果是你創造了自己的實相，那麼也是你創造了這個狀況，因爲它現在也成了你實相的一部分。我建議你用「我愛你」那幾句話來療癒這個狀況。

當你清理你自己，寫信給我的那個人，以及每個共有那個程式的人，都會越來越好。

選擇是一種限制

我們可以向知曉我們個人藍圖的神性祈求，祈求祂療癒所有在此刻阻礙我們的思想與記憶。

——莫兒娜·西蒙那

二〇〇六年十二月，修．藍博士飛到德州的奧斯汀來跟我相處了幾天。在機場接到他以後，我們馬上開始聊起關於生命、神、程式、清理和其他許多話題。他問我近來都在做些什麼，我告訴他我好興奮。

「有部電影裡面有個演員說：『有些人是清醒的，他們的生活因此隨時充滿驚喜。』我現在就很接近那樣的狀態。」我說。「我的生活中出現許多不可思議的力量和奇蹟，讓我覺得非常興奮。」

「再多說一點。」他催促著。

我跟他提到我最愛的新車。那是二〇〇五年的帕諾茲超級跑車，由帕諾茲家族製作，每部車都是手工打造，都有製造者的親筆簽名，也都有自己的名字。我的車子叫作法蘭心。我知道修．藍博士會欣賞這份對車子所付出的愛，也會很高興這部車被當作一個活生生的人來對待。對他而言，萬事萬物都有生命。

我還告訴他由於我在《祕密》影片裡面演出，所以我去上了賴利．金的電視節目。他想知道賴利．金是什麼樣的人，我跟他說賴利．金率直、和善又聰明，我很喜歡他。

接著我又告訴修．藍博士，我的書都很成功，例如《相信就可以做到》和《我夢想，因為我不絕望》。才幾分鐘，他就看得出來我興高采烈、活力滿滿。

「從你第一次參加荷歐波諾波諾訓練到現在，你覺得你有些什麼不同？」

我想了一下說：「我不再企圖控制一切了。我放下，然後就只是清理、清除，把意念放在到達零的狀態上面。」

他拍拍我的肩笑了，認同我這麼做是最好的。

我們開始向我的車走去。走了幾步他停下來，盯著我看。

「你走路蹦蹦跳跳的，」他幾乎是驚奇地看著我說，「像裝了彈簧似的。」

「我見到你很高興嘛。」我說。

我們去吃晚餐的時候，我告訴他我對我那本《每分鐘都有顧客誕生》很失望，它賣得並不好。

「喬瑟夫，你必須愛它。」

我只是希望我的書賣得好，我不明白這跟愛有什麼關係。

「喬瑟夫，如果你有三個孩子，其中一個在學校表現比較不好，你會不會跟他說你對他很失望呢？」

「不會。」我說。接著我突然內心一震。我的書就是我的孩子啊，而我卻說它不如我其他的孩子。那感受強烈到讓我幾乎就要在餐廳裡哭了起來。

「你明白了吧，喬瑟夫？」修．藍博士說。「你必須愛你所有的孩子。」

我開始覺得很內疚。我只因爲我的孩子在生命的學校裡表現得不好，就疏遠了它，我對此衷心感到抱歉。我一邊開始在心底對神性說「我愛你」「對不起」「請原諒我」「謝謝你」，一邊在心裡擁抱我的書。回到家後，我一看到我的書，就拿起它，讓它靠近我的心，擁抱它、愛它，請求它原諒我不夠珍惜它。

後來，在我開車載修．藍博士到我居住的地區——德州的溫柏里——的時候，他說他看到我身體裡有個精靈。

「有個什麼？」

「一個精靈。」他重複著。

對於博士說他看到一些我看不到的東西，我已經習慣了。他不稱之爲通靈能力，而認爲這只是一種當下時刻的開啓。

「這個精靈有雙大眼睛、一對大耳朵。他喜歡待在你身體裡，不願面對大眾。」

「一部分的我就是喜歡待在家裡，在我的電腦上工作，而不想與人互動。」

「但有一部分的你是喜歡受到矚目的。」

「三分之二的我想上賴利．金和歐普拉的節目，吸引大眾的注意力。」我坦白地說。

「但另一部分的我喜歡待在家裡，過著隱居般的生活。」

「你的精靈能使你保持清醒，」修．藍博士解釋，「只嚮往明星般的生活，其他什麼都不要的人會讓自己發狂；而什麼都不要，只想獨居在洞穴裡的人，則會埋沒自己的才能。你很平衡。」

那天稍晚，我告訴娜瑞莎，我的愛人，有關我身體裡的精靈的事。

「你愛出風頭的那部分叫什麼名字？」她問。

「我不知道。」

她想了一會兒說：「我想它叫雪碧。」

「雪碧？」

「對啊，雪碧。挺適合你的。」

我笑起來，她說得沒錯。隔天，我跟修·藍博士說娜瑞莎爲我外向的那部分取名叫雪碧，他大笑起來，很喜歡這個名字。

「雪碧喜歡聚光燈。」他唱了起來。

修·藍博士抵達我們這個地區的隔天，我開車去和他見面。我發現他和兩個退休的墨西哥女人坐在一起，那兩位女士看起來很認眞地聽著他說的每一句話。他示意我過去。我點了咖啡，然後想坐在他旁邊。他阻止我，叫我坐在隔一個座位的椅子上，坐在那兩位女士的對面。

「跟這兩位女士說說你是做什麼的。」他對我說。

於是我告訴她們我的書、我參與演出的電影，以及我如何試著幫助人們找到幸福等等。

「談談你是怎麼處理問題的。」他說

「過去我總是試圖去解決問題，不管那問題是我的，還是別人的。現在，我放下問題，順其自然，但我會去清理造成這些問題的記憶。當我這麼做的時候，問題會被解決；而當問題解決，我也就沒事了。」

「喬瑟夫，你能舉個例子嗎？」

「我的姊姊讓我很沮喪。」我坦白說道。「她一直靠社會救濟過活，家裡被小偷入侵，身分證也被偷了，還有一些其他事。她不快樂，而這讓我很沮喪。我試著幫忙，透過寄錢、寄書、寄影片，甚至寄DVD播放器給她，想要幫助她，而她卻一點也不肯努力改變現狀。但是現在我不試圖改變她了。」

「那你做些什麼？」其中一位女士問道。

「我從自身下手。」我說。「現在我明白她的生活跟她做些什麼無關，她是陷入了一套正在播放的程式——或記憶——的陷阱裡。她就像感染了病毒，這完全不是她的錯。而且因爲我意識到這一點，因爲我感受到她的痛苦，這表示我也有這個程式，我必須清理。而隨著我的清理，程式也會從她身上被清除掉。」

「你是怎麼清理的呢？」

「我就是一遍又一遍地說『我愛你』『對不起』『請原諒我』和『謝謝你』。」

修．藍博士解釋說，在「我愛你」這簡單的句子裡，有三個可以改變一切的要素——感激、尊敬和轉化。我繼續說明我認為正在發生的事。

「我說的這些句子就像咒語，可以打開通往宇宙的門鎖。當我唸誦這些句子——唸出來像詩一樣——我便打開我自己，讓神性清理我，為我清除阻礙我處於當下的所有程式。」

修．藍博士說他很喜歡我描述荷歐波諾波諾清理過程的方式。

「用某人感染了病毒來比喻很精確，」他說，「這是存在於這個世界的程式，而我們會被感染。當某人有這樣的程式，而你察覺到了，那你也就被感染了。這就是你要負百分之百責任的原因。當你清理自己的時候，你也把其他人的程式清理掉了。」他停了一下，繼續說：「但是這個世界有許多許多程式，它們就像長在零狀態上面的野草一樣。要到達零極限，我們要清理的比你想得到的多很多。」

這兩位女士似乎懂了，這讓我很驚訝。我們討論的是會讓人腦袋打結的觀念，然而她們似乎頗能認同。我不禁想像她們的頻率是不是正好和修．藍博士的一致——修．藍博士就像一支音叉在向周圍可以和它產生共鳴的事物發出一個音調。

修．藍博士和我去散步。在一個涼爽的早晨，我們在滿是灰塵的碎石路上走了半英里，沿路都有鹿在我們身旁走來走去。我們在某個地方碰到一群狗對著我們狂叫，但我們沒理會牠們，繼續聊天、散步。突然間，修．藍博士朝著那些狗兒揮手，好像在祝福牠們，然後說：「我們愛你們。」

然後那些狗不叫了。

「我們所有人都希望被愛，」他說，「你、我，甚至是小狗。」

有一隻在其他狗後面的小狗輕輕叫了一聲。我不禁想著，牠可能是在說「好極了」或「謝謝你」。

或甚至是：「我也愛你們。」

我們的談話總是發人深省。有一次修．藍博士說，生命中唯一的選擇是清理或不清理，這讓我大爲震撼。

「你的行爲不是來自記憶，就是來自靈感，」他解釋著，「如此而已。」

我答道：「我總是告訴人們他們可以選擇是否根據靈感行動，那是自由意志。神性傳達出訊息，你可以選擇是否採取行動。如果你採取行動，一切都很好；如果你不動作，你也許會有些問題。」

「你的選擇只是清理或不清理。」他說。「如果你清理乾淨了，那麼當靈感來的時候，你只會採取行動，而不會想太多。如果你會多加考慮，那麼你就是在把靈感跟某樣東西做比較，而你比較的對象就是記憶。清除了記憶，你就沒有選擇，只剩下靈感，然後你會不加思索地採取行動。就是這樣子。」

哇！這個洞見眞的對我造成衝擊。我一直在文章和演說裡提到選擇是自由意志，而我現在才明白自由意志代表你還困在記憶裡，這讓我感覺很糟。當你在零的狀態時，那裡是沒有極限的，你不做別的，就只做在那裡等著你的事。就是這樣子。

「這就好像我們是在一個大型交響樂團裡，」修．藍博士解釋著，「每個人都有要彈奏的樂器，我有一個，你的讀者也有他們的樂器。每個人的都不同。而爲了讓演奏會順利進行，讓每個人都樂在其中，大家必須演奏自己那個部分，而不是別人的。當我們不演奏自己的樂器，或是認爲別人的樂器更好時，我們就會陷入問題裡。那就是記憶。」

我好像看到了演奏會的舞台工作人員、行銷人員，還有清潔團隊。每個人都有自己的角色。

我也想起我認識的一些人，他們似乎對自己成功的原因一點頭緒也沒有。詹姆斯．肯恩是電影《教父》（*The Godfather*）和電視影集《慾望之都》（*Las Vegas*）裡的知名演員，我見過他幾次。他的演藝生涯對他自己來說，就像對你我一樣不可思議。他是個優秀的演員，甚至可以說是傳奇，但他所做的就是做他自己。他是在宇宙的劇本裡演出自己的角色。

同樣的形容也可以用在我身上。有些見過我的人把我當作靈性導師，如果他們在《祕密》影片裡見過我，或是讀過我任何一本書（尤其是《相信就可以做到》），他們會認爲我接上了與神直接對話的熱線。事實上，我只是在生命的演奏會裡彈奏我自己的樂器而已。

當你扮演你的角色，我扮演我的，世界就會運轉無礙；然而當你試著成爲我，或者我試著變成你的時候，問題就產生了。

「是誰設定這些角色的呢？」我問修．藍博士。

「是神性，」他說，「也就是零。」

「什麼時候設定好的？」

「早在你我還未以單細胞生物出現在這世界之前。」

「這是不是意味著我們完全沒有自由意志？我們只不過困在自己的角色裡？」

「你擁有完全的自由意志。」他說。「你的每次呼吸都是一次創造，但是爲了活在零的狀態，你必須放下所有的記憶，才能到達那裡。」

我必須承認，我對這一切不是完全明白，但我的確了解彈奏我的樂器是我的工作。如果我彈奏我的，那我就是生命裡那塊找到自己位置的拼圖；但如果我硬要把自己塞進板子上的另一個地方，一定塞不進去，而整張拼圖也會掉下來。

「你的意識會試圖理解這一切，」修．藍博士說，「但每時每刻都有一千五百萬位元的資訊在發生，你的意識卻只能感知十五位元，這表示你的意識根本不知道到底發生了什麼事。」

這聽起來不是很舒服，至少對我的意識來說。

我之前提過，某天我帶領了一個叫「金錢的祕密」的研討會。我告訴每個人，如果他們把自己清理乾淨，就會有錢；而如果他們窮困潦倒，那是因爲他們不夠清淨。我把這個論點告訴修．藍博士，他非常贊同。

「記憶會阻礙錢的到來。」他說。「如果你對金錢是清淨的，你就會擁有它；而如果你會接受，宇宙就給予。阻礙金錢靠近你，或是不讓你看到它的是一直在播放的記憶。」

「那要如何才能清淨呢？」

「不斷地說『我愛你』。」

「你是對錢說嗎？」

「你是可以愛錢啦，不過最好是對著神性說『我愛你』。當你處於零的時候，你是沒有極限的（也就是零極限），連金錢也會靠近你；但是當你處於記憶中，你會阻擋金錢，讓它無法靠近。圍繞在金錢旁邊的記憶很多，當你清除了這些記憶，也幫每個人清除了。」

我們進了一家小吃店，點了咖啡。剛坐下來的時候，店裡面很安靜，但漸漸地，人們開始陸陸續續進來，小店變得忙碌、熱鬧。這個地方的能量提高了。

「你發現了沒有？」修．藍博士問。

「這個地方喧鬧起來了，」我說，「人們看起來開心多了。」

「我們進來這裡，帶來更清澈的自我，而這個地方感覺到了。」他說。

然後他跟我講起在歐洲一些餐廳吃飯的事。那些餐廳的生意本來不是很好，但自從他去過以後，生意就成長了。他在不同的地方試過，想看看會不會發生相同的事。實驗證明的確沒錯。然後他就到一家餐廳，對老闆說：「如果我們進來這裡，然後你的生意變好了，你會請我們吃這一頓嗎？」那老闆同意了。修．藍博士就常常只是因爲出現在餐廳裡，而得到一頓免費的飯。

我注意到博士付錢很大方。我們去了一家小店，他買了幾個彩繪玻璃作品要送給朋友，然後他又掏出一張二十美元的鈔票放在櫃檯上說：「這是給你的！」那店員看起來非常驚訝——這是一定的。博士又加上一句：「只是錢而已！」

後來在一家餐廳，我也給了女服務生很豐厚的小費，她驚訝得張大嘴巴說：「我不能接受這個。」「可以的，你可以接受。」我回她話。

又後來，我有了一個新產品的靈感，我知道它會爲我賺進很多錢。修．藍博士指出：「宇宙獎勵了你的慷慨。你給出去，宇宙就會給回來到你身上——它給了你那個靈感。如果你沒有付出，它也不會給你。」

啊哈，這就是金錢眞正的祕密啊。

「我們美國人忘了我們的鈔票上說得沒錯：『吾等信神。』（In God We Trust.）」修．藍博士說。「我們把這句話印在鈔票上面，卻不相信它。」

有一次，修．藍博士問起我和一位醫生及營養師共同創立的營養食品公司。我們配製、行銷一種降低膽固醇的天然配方「心臟的祕密」，不久前修．藍博士還跟我討論過產品和公司的名字。他對我們的進展很好奇。

「目前暫時擱置。我聘請了一位美國食品與藥物管理局（ＦＤＡ）的律師來檢查我們的網站和產品包裝，我們還在等他的消息。但在製作這個產品的過程中，我得到一個更有趣的產品點子，我叫它『窈窕麗特』。」

我接著解釋了「窈窕麗特」是一種純天然的瑪格麗特調製品，我是在和朋友出去喝酒的時候接收到這個點子的。當時我正在參加一項健身比賽，所以喝一杯瑪格麗特調酒對我來說是很稀有、很特別的事。當我正在喝一杯時，我突然說：「我們需要的是健身者的瑪格麗特。」我一說出來就知道這是個好主意。

「幹得好，喬瑟夫。」修．藍博士說。「你沒有讓自己執著於第一項產品，希望一切按照你的方式走，所以神性給了你一個新的賺錢靈感。有太多人把自己鎖死在一個想法上，試圖強迫事情按照自己的期望發展，這樣做只會把他們想獲得的財富阻擋在外。幹得好，喬瑟夫，幹得好。」

博士說的當然沒錯。只要我能一直對來自神性的靈感敞開心胸，靈感就會一直出現。除了窈窕麗特之外，我還接收到另一個點子，叫作「清淨墊」——在你用餐以前，把你要吃的食物放在墊子上，就可以清理食物和你。但我沒有就此停止，而修．藍博士也收到了一個點子。

「我還沒見過任何一個網站，只要人們坐在那裡看著它就可以被清理的。」修．藍博士告訴我。「為我們的書做個這樣的網站吧。當人們造訪那個網站時，他們會因為我們注入其中的能量而獲得清理。」

於是我們就做了一個網站。

只要你放下你的需求，允許一切靠近你，那麼你可以接收到的靈感和財富是無窮無盡的。關鍵就是我們一直強調的：不斷地清理，清理，清理。

「治療師和客戶見面時應該做些什麼？」我問。我想多探查出一些特別的方法，以幫助人們療癒。

「只要愛他們。」修．藍博士回答。

「但如果人們向你求助，是因爲他們尙未從過去的創傷中回復呢？」我問道，試圖把修．藍博士逼到牆角，強迫他擠出我可以利用的方法。

「每個人想要的都是被愛，」他說，「那不也是你想要的嗎？只要你愛那個人，你怎麼說或怎麼做其實都沒關係。」

「所以不管我是榮格、佛洛伊德或萊克療法的支持者，或者使用其他任何方法都沒有關係？」

「都沒有關係。」博士強調。「重要的是你愛那個人，因爲他是你的一部分，而你的愛能幫助他清除、清理、清淨在他生命裡啓動的程式。」

雖然那個答案還沒辦法滿足我，但是我明白他的意思。

「那如果那個人在醫學上被認定爲精神瘋狂呢？」

「曾經有個被認爲罹患精神分裂症的女士來找過我，」他開始敘述，「我請她告訴我她的故事。你必須了解，她或任何人告訴我的事，無論那是什麼，都不是眞正的問題所在。他們所說的故事只是他們的意識對事件的詮釋，眞正發生的事他們其實無法覺知。但聽故事是個起點。」

「她說了什麼？」

「她告訴我她的故事，我認眞地聽著。我只是不斷在心裡重複地對神性說『我愛你』，並相信無論需要被清理的是什麼，都會被清理。在期間，她告訴我她的全名，那是一個中間帶著連字符號的名字。」

「類似『維泰利—歐登』這種嗎？」

「對。我知道那就是一部分的問題。如果有人的名字是分裂的，那會造就一個分裂的人格。她需要擁有自己的本名。」

「你有請她去正式更改她的名字嗎？」

「她不需要那麼做，」他解釋，「她只要告訴自己，她的名字是一個字，她就開始放鬆、再次覺得完整了。」

「但那是因爲改名，還是你說的『我愛你』在她身上造成改變呢？」

「誰知道呢？」

「但是我想知道啊。」我說。「我開始了一個奇蹟輔導員計畫，我想確定我的輔導員說的、做的是正確的方法，這樣他們才能眞正幫助別人。」

修・藍博士繼續解釋說治療師總認爲他們是來幫助或拯救別人的，然而事實上，他們在患者身上看到的程式，也出現在他們身上，而他們的工作就是治好他們自己身上的程式。當治療師身上這些記憶被清除了，患者身上的記憶也被清除了。

「你或你的輔導員說什麼或做什麼都沒有關係，只要他們持續去愛和他們接觸的人。」博士再次解釋。「記住，你見到的那個人就是你的鏡子，他所經歷的會被你共有，而清除這個共有的程式，你們都會好起來。」

「但要怎麼做呢？」

「我愛你。」他說。

我開始有點頭緒了。

從我大到能看懂兒童讀物和漫畫書開始，我就一直試著弄清楚這個世界是怎麼運行的。《超人》和《閃電俠》很容易懂。如今，我必須研究科學、宗教、心理學和哲學，以及我自己內心的疑惑。

每當我覺得我了解了些什麼的時候，就會讀到某一本書，擾亂我對這個世界的看法。這次讓我感到頭痛的是巴爾斯卡（Balsekar）的《意識的對話》（*Consciousness Speaks*）。

這本書讓我困惑，而如果要我用文字總結一下這本書要傳達的訊息，我會說我們所做的沒有一件是從自由意志而來。我們都是被驅使的。我們自以爲是有意識的行動者，但我們錯了，那只不過是我們的小我在說話。某方面來說，我們是神性的木偶，被我們內在的能量牽引著。

現在請想像：

我是寫了《相信就可以做到》的人，那本書裡說明了擁有、做到或成爲你想要的任何事物的五個步驟，而我和其他人使用這個方法吸引到財富、汽車、伴侶、健康、工作等等你想得到的任何東西。這一切都跟意念有關——你聲明你的意念，然後對來臨的機會或內在浮現的點子採取行動、讓它實現。簡單地說，你是操縱者，而這個世界是被你操縱的木偶。

那我要怎麼將這兩種顯然互相衝突的哲學裝進我的腦袋裡，而不會精神錯亂呢？

我想可能是這樣：

首先，我們生活在一個被信念驅動的世界，不論你相信什麼，你的信念都會運作。它會幫助你度過每一天，無論在什麼情況下；它也會將你的經驗架構成你能理解的觀念。而一旦出現了和你的世界觀或信念系統不相符的事情，你會找到一個方法使它合理化，並強迫它符合你的觀點。或者，你會去吃安眠藥。

其次，我不禁要想，也許這兩個哲理都是正確的：我們既是木偶，也是操縱者。但這只有我們不再阻礙自己才行得通。讓我們過量飲酒、過量飲食、嬉鬧、偷竊、欺騙，甚至花太多時間擔心這世界如何運轉的是我們的心智。我們的心智阻礙了事物的自然流動；我們的心智知道自己注定失敗，但它們無法承受這樣的想法，於是便創造出一些讓它們感覺很好的癮頭，來幫助它們生存下去。在實相中（不管那是什麼），你的心智是你體驗當下狂喜的阻礙。

如果是這樣，那所有清理的方法——就是我在《相信就可以做到》裡談到的第三步驟——都是在幫助你移走神性計畫裡的阻礙。

例如，當你運用一個方法，像情緒釋放技巧——一種用手指輕敲穴位來消除你生活中困擾的方法——你解決了困擾你的問題。

那之後怎麼樣呢？

之後你採取了積極的行動。

嗯，你不是本來就要採取積極的行動嗎？

那不是你一開始知道有問題的原因嗎？

換句話說，採取行動的衝動是神性傳達給你的，但你對它的焦慮成了阻礙。把這個阻礙拿走，你又回復與神性合一，意思是說，你又是木偶兼操縱者了。

所以，讓我試著總結一下我今天理解的東西：

你帶著一個內在的天賦來到這個世界。你可能一開始就知道，也可能不知道，甚至也許到現在都還不知道。但在某個時刻，你會在內在感覺到那個天賦，然後你的心智會開始判斷。如果心智判斷它是不好的，你就會尋求治療、方法、藥物或某種癮頭，來處理、隱藏、解決、釋放或接受它。不過一旦你清除了阻止你依據天賦行動的障礙，你便會根據那個天賦採取行動。簡言之，你會是神性的木偶，以及你自己人生的操縱者。

你的選擇就是要不要順其自然。

那才是自由意志。有些人則稱之爲「自由的不要」，因爲你眞正的決定是要不要依照那股衝動行事。

甚至馬戲大王兼行銷專家巴南（**P. T. Barnum**）——我那本《每分鐘都有顧客誕生》的主角——也懂得這個道理。他採取行動，做事的格局很大，但他一直遵從某種更高的指示。他的墓誌銘上寫著：「成就的不是我的意志，是您（神性）的意志。」

他根據靈感採取行動，不受來自心智的干擾，而且他允許成果以原來的樣子出現，深信這都是宇宙大藍圖的一部分。也就是說，他能夠在採取行動的同時放下。

這也是《相信就可以做到》裡的第五步驟。

今晚，我弄清楚世界是如何運行的了（我想啦）。

明天，我就不是那麼確定了。

我又想念我的漫畫書了。（譯注：意思是漫畫書裡的世界簡單，不費腦筋。）

「每個人都有天賦。」有一次散步的時候，修．藍博士這麼告訴我。

「那老虎伍茲呢？」我問道。雖然我知道答案，但我想進入更深的問題。

「他在神性所導的戲劇裡演出自己的角色。」

「如果他開始教別人打高爾夫球呢？」

「那他永遠無法成功。」修．藍博士說。「他的角色是打高爾夫，不是教高爾夫，那是別人的角色。我們每個人都有自己的角色要扮演。」

「甚至是看門人？」

「沒錯！有許多看門人與收垃圾的人也熱愛他們的工作，」博士說，「你不這麼認為是因為你正在想像扮演他們的角色。但他們也扮演不了你的角色。」

我忽然想起以前一個自我成長課程裡的一句話：「如果神告訴你怎麼做，你會去做，而且感到很快樂。其實，你正在做的就是神希望你做的。」

重點是不要抗拒你的角色。我也許嚮往成爲像蜜雪兒．馬龍（Michelle Malone）一樣的作曲家、像詹姆斯．肯恩一樣的演員、像法蘭克．贊恩（Frank Zane）一樣的健美運動員，或是像傑克．倫敦（Jack London）一樣的作家。我說不定還會在作曲、演戲、健身、寫作等方面都有不錯的表現。但我的角色是啓發者，我寫書的目的是要讓人們覺醒，或者正確地說，是要讓自己覺醒。

當我喚醒了自己，我也喚醒了你。

雪茄、漢堡，以及除去神性

清理會幫你減少靈魂的負債。

——伊賀列卡拉·修·藍博士

有一天，修．藍博士想吃點東西。那是個星期一的晚上，我們在我居住的小鎮，這裡每個人週末都忙著招呼遊客，所以大部分的店都會在星期一關門休息。我只能想到有一個地方還在營業——一家叫「漢堡糧倉」的速食連鎖店。我猜想修．藍博士不會想吃不健康的食物，所以我根本不想提到這個地方。再加上我生活型態和飲食習慣的改變，我甚至不敢開車靠近速食店。但我還是跟修．藍博士說了那個地方。

「漢堡聽來很棒啊！」他說道，顯然很興奮。

「你確定？」我問。

「當然啊！我愛好吃的漢堡。」

我們開車到了速食店，停好車，進去坐下來。那裡的菜單上自然沒有太多健康食物可以選擇。

「我要一個雙層肉、雙份起司的漢堡，要用白麵包。」修．藍博士點了餐。

我目瞪口呆。在我看來，那是會造成心臟病發的食物。肉？起司？還有白麵包？我簡直不敢相信。讓我不敢相信的另一件事是，我竟然點了一模一樣的東西。我想如果這食物對薩滿來說是好的，對我應該也是。

「你不擔心那些起司、肉還有麵包嗎？」我問修．藍博士。

「一點也不。」他說。「我每天早上都吃辣醬熱狗當早餐，我喜歡這些東西。」

「眞的？」

「危險的不是食物，」他跟我解釋，「而是你對食物的想法。」

我從前也聽過這種說法，但是我從來不相信。我認爲具體的物質勝過思想，但也許我錯了。

修．藍博士繼續解釋：「我吃任何東西之前，都會在腦子裡對食物說：『我愛你！我愛你！如果我把任何東西帶入這個情況，導致我吃你的時候感到不舒服，那不是你的錯，也不是我的錯。那是某種我願意爲其負責的東西所引起的！』然後我就開始享用餐點，因爲它現在已經清理乾淨了。」

再一次，修．藍博士的洞見讓我驚奇，也點醒了我。我花了太多時間閱讀關於健康問題的文章和食品上面的警語，這讓我變得太過偏執，以致於連個漢堡都不敢享受。我決定對它進行清理。當食物送來的時候，我們吃得津津有味。

「這是我吃過最好吃的漢堡。」博士宣稱。他被這個漢堡深深打動，還去要求請廚師出來，然後向他表示感謝。那廚師顯然不習慣有人讚賞他的油炸漢堡，他不知道該說些什麼。

我也是。

我帶著修·藍博士參觀我家，包括我的健身房時，我屏住呼吸，因爲我把雪茄放在健身房裡。早上健身，晚上抽雪茄，似乎有些諷刺，但就是這樣啊，這是我的生活啊。不過我還是擔心修·藍博士可能會對我抽雪茄的事有意見。

我向他展示我的各種健身器材、牆上的健美運動員照片，以及我參加健身比賽所獲得的證書。我試著別讓他注意到長椅上的雪茄，但他還是發現了。

「這是什麼？」他問道。

「雪茄。」我嘆了口氣答道。

「你邊抽菸邊健身？」

「沒有啦，但是我晚上會抽，」我向他解釋，「那是我的冥想時間。我坐在長椅上，抽根雪茄，感謝我的生命。」

他沉默了一會兒，我等著聽他滔滔不絕地提出所有抽菸對人體有害的數據。最後，他說話了。

「我覺得這很美好。」

「你眞的這麼想？」我問。

「我覺得你應該在你的帕諾茲跑車旁邊抽根雪茄。」

「你的意思是？手拿著雪茄在法藍心前面拍張照片嗎？」

「也許吧，但我在想你爲它打蠟或擦拭它的時候可以抽一根。」

「我還以爲你會對我抽菸的事奚落一番呢。」我終於告訴了他。「有個人讀了我部落格的文章，看到我提到雪茄，就寫信跟我說我是在把毒藥放進身體裡、傷害自己。」

「我猜那個人沒聽說過美洲的印第安人有傳遞和平菸斗的習俗，」他說道，「或者沒聽說過在很多部落，抽菸是一種慶祝人生大事的儀式，以及一種連結、分享、成爲一家人的方法。」

我再一次發現修．藍博士認爲最重要的，是去愛所有事物，當你愛它，它就發生了變化。如果你認爲抽菸有害，它就是有害的；如果你覺得漢堡不好，它就會是不好的。在夏威夷的古老傳統中，一切都起源於思想，而最偉大的治療師就是愛。

我終於開始了解他，也明白到達零極限狀態有多麼重要了。

但並不是每個人都和我有一樣的感受。

有天晚上，我在一場以電話進行的研討會中告訴每個人我和修．藍博士在一起的經歷（大部分都是我在這裡跟你們分享過的）。他們聚精會神地聽著，也問了問題，似乎能夠理解我所講的事情。但是在電話即將結束時，我驚訝地發現他們又恢復了原來的思考模式。儘管大家都贊同要對自己的生命負百分之百責任，他們又開始談論別人；儘管大家都贊同修．藍博士教我的清理方法很有力量，他們還是又回到舊的習性裡。

其中一個人說：「我不想說『對不起』，因爲我說了什麼就會變成什麼。」

我想對她說：「沒關係，我們可以清理這個。」因爲我知道她所說的只是一個信念。但我只是說：「修．藍博士說去做你覺得有效的事。」

我承認剛開始會覺得這些事情讓人沮喪，但很快地我就意識到我也必須清理這個感覺。畢竟，如果我對我所經歷到的負百分之百責任，那也包括我所經歷到的「他們」。而且如果唯一的清理工具是「我愛你」，那麼我就要清除我在別人身上所看到的，因爲我在別人身上看到的，其實是在我的內在。

這可能是荷歐波諾波諾療法中最難以理解的部分。外面什麼也沒有，一切都在你之內；不論你經歷到什麼，你都會在你的內在經歷到。

有個人質疑我這種說法，他問道：「那有五千萬人把票投給了我不喜歡的總統，又該怎麼說呢？他們的行爲顯然跟我沒有關係！」

「你是在哪裡經歷到這五千萬人的？」我問。

「你問我在哪裡經歷到他們是什麼意思？」他反問。「我讀到跟他們有關的文章，我在電視上看到他們，而且他們投票給他是事實啊。」

「但你是在哪裡經歷到這所有資訊的？」

「在我的腦袋裡，就是新聞啊。」

「那是在你的內在，對吧？」我問。

「雖然我是在自己的內在處理這些資訊，但他們是在外面啊，我的內在可沒有五千萬人。」

「事實上，你有。」我說。「你在內在經歷到他們，所以如果你在內在不理會他們，他們就不存在。」

「但是我往外看還是看得到他們啊。」

「你是在你的內在看到他們的。」我說。「所有經過你處理的事情都在你之內。如果你不處理，它就不存在。」

「這是不是就像森林裡有棵樹倒了，如果沒有人在場，那它有發出聲響嗎？」

「就是這樣子。」

「這很瘋狂。」

「沒錯，」我說，「但這是回家的路。」

接著我決定進一步測試他。我問道：「你能告訴我你下一個想法是什麼嗎？」

他沉默了一會兒。他想脫口說出一個答案，但他意識到自己沒辦法這麼做。

「沒有人能預知他自己下一個想法，」我解釋道，「一旦它出現，你就可以把它說出來，但想法是自己從你的無意識裡冒上來的，你完全無法控制。你唯一的選擇是當想法出現時，你要不要採取行動。」

「我不明白。」

「當想法浮現的時候，隨你想做多少事都可以，但想法是在你的無意識裡產生的。」我解釋著。「爲了清理無意識，以得到更好的想法，你必須另外做一些事。」

「例如？」

「其實我正在寫一本跟這個有關的書。」我指的就是你現在讀的這本。

「這又跟外面那五千萬人有什麼關係？」

「外面所發生的並沒有比你自己的思想多。」我說。「一切都在你之內。你所能做的就是清理，以清除掉你心智裡儲藏的程式。而隨著你的清理，浮現的思想就會變得更正面、更有成效，甚至更加充滿愛。」

「我還是覺得這一切都很瘋狂。」他說。

「我會清理這個的。」我回答。

他很可能永遠搞不懂，但是如果我要到達零極限，我就必須對他的不了解負完全責任。他的記憶就是我的記憶，他的程式就是我的程式。他會對我說出「我還是覺得這一切都很瘋狂」，代表我共有了他的那個部分，所以當我針對這個進行清理，他也會得到清理。

在寫這些的時候，我在我的每個思想裡、在每個字背後、在每個打字動作背後、在電腦背後，都祕密地說著「我愛你」。我會在工作、書寫、閱讀、玩樂、說話或思考時默唸「我愛你」，是我在嘗試不間斷地清理、消除、淨化任何阻擋在我與零之間的事物。

你可以感覺到這份愛嗎？

有天早上，修．藍博士說他爲我看到了一個有著四葉酢漿草的標誌。「第四片葉子是金色的，像個舌頭一樣。」他花了幾分鐘向我描述他在腦子裡還是空氣裡看到的東西。我不確定他是從哪兒接收到這個景象的，他自己也不知道。

「你得找個藝術家幫你把這個標誌的草圖畫出來。」他說。

後來我們一起散步到鎮上。我們吃了午餐，並參觀了幾家店。第一家店有賣彩繪玻璃藝術品，我們都對那些藝品印象深刻。當我們正在欣賞店主人的手工藝品時，她說：「如果你們需要一個標誌或草圖什麼的，我們可以幫你們畫。」

修．藍博士轉向我笑了笑，我也朝著他嘻嘻地笑了。從零而來，意思就是會發生同步性。

我寫到這一段的時候，不得不停下來接受另一部電影的訪問。這部電影類似《祕密》，但重點放在如何運用思想以獲得健康。我在訪問一開始就說，思想並不如沒有思想那樣重要。我試著解釋零極限的狀態，處在這個狀態中，你讓神性來療癒你，而不是由你來療癒你自己。我不知道我爲什麼要說這些，有一部分的我懷疑自己是不是神智不清，但我還是依隨我心地說下去。

攝影機關掉之後，一位在旁全程觀看的女士突然脫口說出她就是透過進入零的狀態來進行治療的。原來她是個獸醫，她藉由進入沒有思想的零極限狀態，來治療眼前生病的動物。她讓我看了幾張照片，裡頭是罹患白內障的小狗，也讓我看了牠們完全被治癒之後的照片。

再一次，神性證明了是祂擁有所有的力量，而不是我。我只能清理自己，好讓我聽到並遵循其指示。

昨晚我和一位暢銷作家兼心靈大師在電話上聊了一個半小時。我是他多年的忠實書迷，他的著作我都很喜歡，也追隨他傳達出來的訊息。因爲他也喜歡我的書，我們終於有了連結、說到了話。但是那天的談話內容讓我大爲震驚。

這位個人成長專家敘述了他過去幾年來所經歷的可怕遭遇，他說他是在他所愛的人虐待之下的受害者。我聽到他這麼說，覺得很奇怪，因爲他的書所傳達的訊息都是要人們爲自己的人生負責，那他怎麼還能說自己是個受害者呢？

我開始明白，幾乎每個人——甚至是那些教別人如何生活的自我成長專家（包括我在內）——對於他們自己在做什麼，一點頭緒也沒有。他們的人生拼圖還是缺了一塊。到了某個階段，他們會認爲過去在自己身上行得通的方法，將來也會一直可行，而且對每個人也都有效。但生命並非如此。我們每個人都不相同，而且生命一直在改變，每當你以爲自己參透了生命，忽然間轉了個彎，你的生命看來又超出掌控之外了。

修．藍博士的方法教導我們要放下並信任神性，同時要不斷地清理所有妨礙我們聽見神性的思想和經驗。透過這持續的努力，我們能清除掉那些野草般的程式，如此我們才能更自在、更優雅地面對自己的人生。

當我聽著那位自我成長作家描述他的苦難歷程時，我一直在心裡向神性默唸「我愛你」。當他終於說完的時候，他似乎輕鬆、快樂多了。

修．藍博士不斷提醒我和其他人：「神性不是門房，你不要求什麼東西，你只是清理。」

我很喜歡和修．藍博士相處，他從來不介意我問問題。有一天，我問他有沒有更進一步的清理方式，畢竟他實行荷歐波諾波諾的時間已經超過二十五年了，想必他已經創造出或接收到除了「我愛你」之外的記憶清理方法。

「你這些日子都怎麼清理的？」我問。

他輕輕地笑了，說道：「除掉神性。」

我呆住了。

「除掉神性？」我重複了一遍，思索著他是什麼意思。

「我知道即使是靈感，距離零的狀態都還有一步。」他解釋著。「我被告知必須除掉神性，才能眞的回家。」修．藍博士說。

「但你要怎麼除掉神性？」

「持續地清理。」他說。

永遠、永遠、永遠，還是回到那四句可以治癒一切傷痛的話：「我愛你，對不起，請原諒我，謝謝你。」

二〇〇六年底我在波蘭華沙的時候，決定向我的觀衆介紹零的狀態和零極限的概念。當時我已經在那裡講了兩天的催眠式行銷，還有我那本《相信就可以做到》。我發現那裡的人思想開放、充滿慈愛，又很渴望學習，便把在這本書裡與你們分享的概念教給他們：

你們對自己生命中的一切都有責任，而能夠療癒一切的方法是簡單的一句「我愛你」。

儘管觀衆需要透過翻譯來聽我的演講，但他們似乎能吸收我說的每句話。不過有個人提出了一個有趣的問題：

「波蘭人整天都在向上帝祈禱、上教堂，但我們還是有戰爭，我們的城市還是被希特勒轟炸，我們還是長年生活在戒嚴的狀態、承受了許多苦難。爲什麼我們的禱告沒有發生作用，而夏威夷的那個就會不同呢？」

我停頓了一下，思索著適當的答案。眞希望修．藍博士在這裡幫我。隨後我給了這樣的回答：

「人們不明白他們眞正的感受比說出來的還重要。大多數人祈禱的時候並不相信上帝會聽到他們的話，或者他們會眞正得到幫助。多數人是在感到絕望的時候祈禱，這就表示他們會吸引更多他們正在感受的東西：更多絕望。」

那個提問的人似乎了解、也接受了我的答案。他點了點頭。但是回到美國以後，我寫信給修．藍博士，問他會如何回答那個問題。他回了以下的電子郵件給我：

阿歐．庫：

謝謝你給我這個機會清理發生在我之內、而以你的問題的形式被我經驗到的任何事物。

兩年前，我在西班牙的瓦倫西亞教過課，有位美國人也參加了，她在休息時間問了我一個問題：「我的孫子得了癌症，我爲他祈禱，請求上帝不要讓他死，但他還是走了。爲什麼會這樣？」

「你把對象弄錯了。」我說。「你應該要爲你自己祈禱，而不是爲你孫子祈禱。你要請求神性原諒那發生在你之內、讓你經驗到你孫子生病的事件。」

人們不認爲自己是他們自身經驗的源頭，祈求的人也很少把祈禱指向自己內在發生的事。

大我的平靜
伊賀列卡拉

我非常喜歡修．藍博士完全誠實的答案。不管說了多少次，他的重點都是：沒有什麼東西是在我們之外。大多數人祈禱的時候，都表現得好像他們很無力，或完全沒有責任。但是在荷歐波諾波諾裡，一切都是你的責任。「祈禱」是要爲發生在你之內而導致外在狀況的一切請求原諒；祈禱是要讓你與神性重新連結。剩下的就交給神性，要信任神性會治癒你。而隨著你的療癒，外在狀況也會獲得改善。一切的一切都在你之內，毫無例外。

勞瑞．杜西（Larry Dossey）在他的《心風潮》（*Healing Words*）一書中也說明了這點：「在這些時刻我們必須記起，祈禱是與神連結的橋梁，它從不曾失敗。它百分之百有效——除非我們因爲漠不關心而妨礙它成眞。」

在我跟修．藍博士一起工作後，有一件事困擾著我。

隨著我不斷成長和覺悟，我開始擔心我早期的著作所傳達的訊息是錯的，而且會誤導讀者。例如在《相信就可以做到》中，我就很推崇意念的力量。而在完成那本書許多年後的現在，我知道意念不過是傻瓜的遊戲，是小我的玩具，眞正的力量是來自神性的啓發，來自靈感。我現在也明白接受生命才是快樂的最大祕密，而不是控制生命。有太多人，包括我自己，都透過觀想和說肯定句等方式，企圖操控世界，我現在了解那些根本不必要。順隨生命之流，並持續清理浮現的任何事物，會讓你過得更好。

我開始體會到納維爾．高達德（Neville Goddard）一定也有過的感覺。納維爾是我最喜愛的神祕學作家。他早期的書大多是在講透過「將感覺化爲事實」，去創造自己的實相。他在多本著作，例如《法則與承諾》（*The Law and the Promise*）裡，把這個叫作「法則」。「法則」指的是一個人透過感覺影響世界的能力，而「承諾」指的則是臣服於神對你的安排。

納維爾剛開始發展事業的時候，是在教人們透過一種他稱爲「覺醒的想像力」的方法來獲得他們想要的，我們可以用納維爾最喜愛的一句話來簡短形容這個詞：「想像創造現實」。他的第一本書叫作《如你所願》（*At Your Command*），我後來幫他更新過。在書中，他說這世界確實是會「如你所願」，只要把你的願望告訴神性或上帝，它就會實現。但在後期的那些年——一九五九年之後——納維爾意識到一股更大的力量：放下，讓神性透過你運作的力量。

問題是，他無法像汽車工廠召回瑕疵車那樣，回收他的早期著作。我不知道那是否曾令他感到困擾，我猜是不會吧。他把他的書留在這個世界，因爲他覺得那個「法則」對於幫助人們度過生命中的起伏還是有用的。但是我想收回我的書，因爲我覺得那些書會誤導人們。我跟修．藍博士說我覺得自己好像在對這個世界幫倒忙。

「你的書就像踏腳石。」修．藍博士解釋著，「在生命旅途中，人們會踏上不同的台階，你的書就在他們所在的地方跟他們對話。而當他們因你的書而成長，他們就會準備好面對下一本書。你根本不需要召回任何一本書，他們都很完美。」

每當我想到我的書，想到納維爾，想到修．藍博士，想到過去、現在和未來的所有讀者，我所能說的就是：「對不起，請原諒我，謝謝你，我愛你。」

清理，清理，清理。

故事背後的眞相

這不是你的錯，但這是你的責任。

——喬・維泰利博士

我和修·藍博士的故事還沒結束，因爲我對他在精神病院裡的工作尚未完全了解。

「你從來沒見過病人？」有一天我又問了他一次。「從來沒有？」

「我會在走廊看到他們，但從來不曾在我的辦公室以醫生、病患的身分面對面。」他說。「有一次我見到其中一個病患，他對我說：『我可以殺了你，你知道的。』我回答他：『我打賭你的技術應該也不錯。』」

修·藍博士接著說：「我一開始在州立醫院跟那些患有精神病的罪犯一起工作時，那裡每天都會發生三、四次病患互相攻擊的事件。那時大約有三十個病人，他們被戴上腳鐐、手銬，被關在隔離病房，或者被限制在院區裡。醫生和護士在走廊上都是背靠著牆走路，因爲害怕被攻擊。而僅僅經過幾個月的清理，我們就看到完全正向的轉變：不再需要腳鐐、手銬，不再需要隔離，而病人也被允許離開院區去工作或運動了。」

但是他到底做了什麼，而開啓這樣的轉化呢？

「我內在發生的事情引起了外在的問題，我必須對此負起完全責任，」他說，「我必須清理我那些有害的思想，並用愛來取代它們。病人沒有問題，錯誤是出在我的內在。」

修·藍博士解釋說，那裡的病患甚至病房都沒有感覺到愛，所以他去愛這一切。

「我看到那些牆，發現它們需要重新粉刷，」他告訴我，「但油漆一刷上去就剝落，沒有一次留得住，所以我就告訴那些牆，我愛它們。然後有一天，有人決定粉刷牆壁，而這次油漆就留在牆上，不再剝落了。」

不用說也知道這聽起來很奇怪，但我已經越來越習慣聽他說起這類事情了。最後，我不得不提出那個最困擾我的問題。

「所有的病人都被釋放了嗎？」

「有兩個沒有，」他說道，「他們被轉送到其他地方。除此之外，整個院區的病患都被治癒了。」

然後他又說了一些事，幫助我眞正了解到他所做的事情的力量。

「如果你想知道那幾年的情況，就寫信給歐瑪卡—歐—卡拉．哈馬古奇吧，她當時是那裡的社工。」

我寫了。而她給我的回信如下：

親愛的喬：

謝謝你給我這個機會。

這封信是我和埃默里．蘭斯．奧利維拉一起回覆的，他也是當時和修．藍博士一起工作的社工。

我被分配到夏威夷州立精神病院裡的一個法院所屬單位擔任社工，那個單位叫作

「隔離加強戒護單位」。那裡關押著犯下重罪——謀殺、強暴、攻擊、搶劫、性騷擾，或以上多種罪行——且被診斷或疑似有嚴重精神障礙的病患。

那些精神病罪犯裡面，有些因精神異常獲判無罪，但要關押在醫院裡；有些是精神嚴重失常，需要在那裡接受治療；還有些是到那裡去接受診斷、評估，看看他們是否可以繼續接受審判（例如評估他們是否有能力理解對他們的指控，並參與自己的辯護）。有些人有精神分裂症，有些有躁鬱症，有些有智力障礙，另外一些人則被診斷出有精神病或反社會人格。也有人企圖說服法庭相信他罹患以上疾病的一種或全部。

這些人全都是一星期七天、每天二十四小時地被關在單位裡，只有在就醫或出庭時，才被允許在有人押送且帶上腳鐐、手銬的情況下離開。他們一整天大多被關在隔離病房裡，那裡的牆壁和屋頂都是水泥做的，浴室鎖著，而且沒有窗户。很多人被施用高劑量的藥物，而活動幾乎是沒有的。

「突發事件」在意料之中——病人攻擊工作人員，病人攻擊其他病人，病人攻擊自己，病人企圖逃跑。而工作人員的「突發事件」也是個問題——工作人員操控病人；亂用藥品、請病假，以及薪資問題；工作人員意見不合；心理學家、心理醫生和管理人員長期以來的高流動率；還有管線和電力問題等等。那是個緊張、不穩定、瘋狂又令人沮喪的地方，甚至連植物都沒辦法在那裡生長。

即使後來那個單位搬到一個重新裝修且更加安全的地方，裡面還有用柵欄圍起來的休閒區域，也沒有人會期待它真的有什麼變化。

所以當「另一個心理學家」出現的時候，大家認為他應該會試著推動一些新東西、執行一些最先進的計畫，然後幾乎是一來就離開——呵（打個呵欠）。

然而這次來的是修・藍博士，他除了非常友善之外，幾乎什麼事也沒做。他不做評估、檢查或診斷，也沒有提供任何治療，沒有進行任何心理測驗。他常常遲到、不參加個案會議，甚至也不按照規定做工作紀錄。反之，他實行了一個「奇怪」的療法，叫作「荷歐波諾波諾大我意識療法」，說什麼要為自己負起百分之百的責任，只看著自己的內在，然後讓自己內在那些負面的、有害的能量可以被移除——呵（再打個呵欠）。

最奇怪的是，大家觀察到這個心理學家看起來總是很自在，甚至非常自得其樂！他常常大笑，和病人及工作人員相處愉快，而且看起來真的很喜歡他在這裡的工作。每個人似乎也都很喜愛他，儘管他看起來不像做了很多事。

然後事情開始改變。隔離病房開始清空；病人變得可以對自己的事情和需求負責；他們還開始參與規畫、執行自己的治療方案。用藥程度也開始降低，病人可以不帶手銬和腳鐐到單位外面去。

整個單位變得有活力——更冷靜、更輕盈、更安全、更乾淨，也更積極、有趣、有效率。植物開始生長，管線問題幾乎不存在，單位裡的暴力事件變得很稀少，而工作人員看起來相處更融洽、更放鬆，也更有熱情了。再也沒有員工請病假及人手不足的問題，反倒是工作人員過多，大家都擔心因此丟掉工作。

有兩次特別的狀況讓我記憶深刻，至今難忘。

單位裡有個患有極度嚴重妄想症和偏執狂的病人，他在醫院和外面的公共場合都有過嚴重傷害好幾個人的暴力紀錄，已經進出醫院多次。這次他因為犯下謀殺案，而被送到「隔離加強戒護單位」來。他總是讓我毛骨悚然，每次只要他在附近，我脖子後面的毛都會站起來。

而在修．藍博士來了一兩年後，有一次我看到那個病人由護衛陪同，朝我這個方向走過來——沒有戴著腳鐐、手銬，而我脖子後面的毛並沒有站起來。那感覺好像我只是注意到他，卻不帶任何批判，即使在我們幾乎是肩靠著肩經過彼此的時候。我並沒有往常隨時準備逃開的反應，事實上，我發現他看起來很平靜。當時我已經不在那裡工作了，但我還是想知道發生了什麼事。後來我得知那個病人已經好一陣子不戴手銬和腳鐐，也出隔離病房很久了，而唯一的解釋是有些工作人員在實行荷歐波諾波諾，那是修．藍博士與他們分享的。

另一件事發生在我看電視新聞的時候。當天我正在休「心理健康」假，遠離工作，放鬆自己。新聞出現隔離加強戒護單位裡一個病人出庭的報導，那個病人猥褻又殺害了一個三、四歲的女孩。由於他之前被認為不適合繼續接受審判，所以住院治療。他接受幾位精神醫生和心理學家的診察與評估，得到的診斷讓他很有機會以精神失常為由獲判無罪。他不用入獄服刑，而是被判在監管比較寬鬆的州立醫院接受治療，而且可能獲得假釋。

修．藍博士和這位病人互動，病人之後還請修．藍博士教他荷歐波諾波諾大我意識療法，據說他始終堅持不懈地練習，就像他還是個海軍陸戰隊軍官的時候一樣。現在的他被認為已有能力繼續受審，法院也安排了出庭日期讓他抗辯。

儘管其他多數病人和他們的律師都曾選擇、也可能永遠會選擇以精神失常為由進行無罪抗辯，但這位病人沒有。出庭的前一天，他解聘了他的律師。第二天下午，他站在法庭上，面對法官，懊悔且恭順地宣告：「我必須負責，對不起。」沒人料到會出現這種情景，法官還過了好一陣子才反應過來。

之前我和修．藍博士還有這個病人一起打過兩、三次網球。儘管這個病患表現得很有禮貌又很體貼，我心裡還是有批判。然而，就在他說他必須負責的那個瞬間，我只感受到對他的溫柔和愛，也察覺到整個法庭裡有一個巨大變化。法官和律師的聲音變得柔和，他周圍的人似乎也帶著溫柔的微笑看著他。那只是一瞬間。

所以後來有一天下午，當修·藍博士問我們有沒有人想要在打完網球後向他學習荷歐波諾波諾，我馬上跳起來報名，並焦急地希望網球趕快打完。我那時在夏威夷州立醫院看到的是神性透過修·藍博士在運作，到現在即使已經過了快二十年，我依然感到敬畏。我永遠感激修·藍博士，以及他帶來的「古怪」療法。

順便提一下（如果你也想知道的話），那個病人被判有罪，但法官准許了他的請求，判他在自己家鄉的聯邦監獄服刑，讓他離妻兒近一點。

還有，儘管已過了將近二十年，我在今天早上接到一通以前單位裡的祕書打來的電話，他想知道修·藍博士最近是否有時間參加老員工的聚會，這些員工大多數都退休了。我們在幾星期內就會碰面，誰知道會發生什麼事呢？我會張開天線迎接新故事的。

平靜

歐·哈

就是這個樣子。修·藍博士確實在那間醫院裡成就了一個奇蹟，藉由實行愛與寬恕，他轉化了那些沒有希望、可以說是被社會拋棄的人們。

那就是愛的力量。

當然，我還是想多了解一些。完成這本書的初稿之後，我寄給修．藍博士審閱，希望他能確認內容的正確性。而如果他在精神病院那些年的故事有任何遺漏，我也希望他能補足。在收到書稿的一星期後，他寫了下面這封電子郵件給我：

阿歐．庫：

這是一封給你的私人信件，只給你一個人，是我看完《零極限》草稿的回覆。我對草稿還有些建議，但我會留到之後的信件再說。

「你已經做完你該做的了。」莫兒娜語氣平靜地說。

「我已經做完該做的什麼？」我問。

「你已經做完你在夏威夷州立醫院該做的了。」

在一九八七年七月的那個夏日，雖然我感覺到她話裡的果斷，我還是說：「我必須提前兩個星期通知他們。」當然，我並沒有這麼做。我一直沒有去處理，醫院裡也沒人提起。

我再也沒有去醫院，甚至沒有出席醫院為我辦的送別派對，我的朋友只好在我缺席的情況下慶祝了。而送別的禮物則在派對之後送到大我基金會的辦公室。

我珍愛那些在夏威夷州立醫院工作的日子，我愛院區裡的人。不知哪一刻起，我從一個全職心理學家變成那個大家庭的一員。

我一個星期有二十小時是和那裡的工作人員、病患、管理人員、警察，以及院區裡可見與不可見的力量緊密地生活在一起，就這樣過了三年。

在隔離病房、金屬鐐銬、藥物和其他控制病人的形式都是正規且可接受的工作方式時，我人在那裡。

後來隔離病房和金屬鐐銬就這麼不再使用的時候，我也在那裡。到底是什麼時候發生的？沒有人知道。

肢體和語言的暴力衝突也幾乎完全消失，藥物的使用就這麼減少了。

不知從什麼時候起，病人可以不用戴手銬腳鐐、也不需要醫生證明，就可以到單位外面去從事休閒活動和工作了。

不知不覺間，院區從瘋狂、緊張，轉變成平靜、安詳。

而長期缺乏人手的情況，也變成人員過剩。

所以我想說清楚，我是院區裡親密、積極的家庭成員之一，而不是個旁觀者。

沒錯，我是沒有提供治療，沒有為病患做心理測驗，不參加員工會議，也不出席病患的個案會議。但是，我確實緊密地參與了院區的運作。第一個院區內的工作計畫（烤餅乾去賣）開始時，我在場；第一個院區外的活動（洗車）開始時，我在場；第一個院區外的休閒活動計畫開始時，我也在場。

我沒有做一般全職心理學家會做的事，並不是因爲我覺得它們沒有用，我只是因爲某些不知名的原因而沒有那麼做。

但是，我會在院區裡散步，和大家一起烤餅乾，一起到院區外慢跑、打網球。不過我做得更多的是，每個星期在我出發到院區之前、在院區裡面的時候，以及離開院區以後，我都會進行清理，整整持續三年。每天早上、每天傍晚，我都會清理自己內在跟院區有關的一切，而如果我腦子裡浮現跟院區有關的任何事，我也會進行清理。

謝謝你。

我愛你。

大我的平靜
伊賀列卡拉

我喜歡修．藍博士這進一步的說明。這不僅展現了修．藍博士的謙遜，也有助於解釋修．藍博士受聘於醫院時做過和沒有做的事。

我回信給他，請求他允許我把這封電子郵件加進書裡，以便和你們分享。他回覆了一個我最期待的字：「好」。

我還沒有向這位神奇人物學夠東西。我們決定一起帶領研討會，當然也要合寫這本書，不過至少我現在知道他如何把整間醫院裡的精神疾病罪犯都治好了。他的方法就像他做每件事的方式一樣：在自己身上下工夫。而他在自身下工夫的方法，就是透過簡單的三個字：「我愛你」。

當然，這是你我也都能做到的方法。如果要我爲修．藍博士教授的新版「透過荷歐波諾波諾形成的大我意識」療法總結出幾個步驟，會是像這個樣子：

①持續地清理

②對朝你而來的靈感和機會採取行動

③繼續清理

就是這麼簡單。這也許是有史以來到達成功最短、阻礙最少的路，也可能是到達零的狀態最直接的途徑。而這一切的開始與結束都是一句神奇的「我愛你」。

這是進入零極限區域的路。

是的，就是「我愛你」。

尾聲：覺醒的三個階段

我在地球的工作有兩個部分。第一個是修補缺憾，第二個是喚醒沉睡的人們——幾乎每個人都還在沉睡！而可以喚醒他們的唯一方法，就是在我自己身上下工夫。

——伊賀列卡拉·修·藍博士

那天有個記者問我：「你認爲一年後的你會是什麼樣子？」

如果在過去，我會認眞地一一告訴他我希望完成的事。我會談到我的計畫、目標和意念，我會告訴他我想寫的書，或是我想成就、做到、創造或購買的東西。但是在和修．藍博士一起工作這麼久之後，我已經不再設定什麼目標或意念，也不再規畫未來了。所以我以此刻的眞實回答他：

「無論我會成爲什麼樣子，都遠比我現在可以想像的還要好。」

這個答案比一開始看起來深刻得多。它來自靈感，當我說出這個答案時，還吃了一驚。它也揭示了我這些日子以來的心智狀態：比起下一刻，我更在意當下。當我專注在當下時，未來的一切也巧妙地展開。就像有一次我跟修．藍博士說的：「我這些日子的意念都是以神性的意念爲主。」

就在幾分鐘前，我把記者的問題和我來自靈感的答案說給一位朋友聽，他非常喜歡。他已經和我一起實行荷歐波諾波諾幾個月了，所以他了解最終的眞相：當你放下小我和小我的欲望，你就允許某種更好的事物來引領你：神性。

這全新的我和全新的體悟，都是我甦醒的一部分。這當然不是一夕之間就發生的，但是透過誦唸「我愛你」和其他句子，我被領進更深一層的覺知之中，也就是有些人說的覺醒，甚至是開悟。我漸漸了解到，這樣的覺醒有三個階段，而它們幾乎就是生命靈性之旅的地圖。

第一階段：你是受害者

差不多所有人生來就有無力感，大多數的人會一直維持這樣的狀態。我們認爲這世界就是要剝削、壓迫我們：政府、鄰居、社會，還有各式各樣的壞人。我們覺得自己是整個社會種下的因所結成的果，沒有任何影響力。我們抱怨、控訴、抗議，還聚集成團體，與掌權的人抗爭。除了偶爾和朋友聚一聚，生活基本上是糟透了。

第二階段：你有了掌控權

某一天，你看了一部改變你生命的影片，例如《祕密》；又或者你看了一本書，例如《相信就可以做到》或《信念的魔力》，然後你開始發現自己的力量。你領悟到設定意念的力量，也領悟到你擁有觀想你想要的東西、採取行動，然後獲得這樣東西的力量。你開始有一些神奇的經歷，開始體驗到一些令人開心的成果。基本上，生活開始變得還不錯。

第三階段：你開始覺醒

在第二階段之後，某一天，你開始領悟到意念是一種限制。你開始了解，即使用上你新發現的所有能力，依然無法控制一切。你開始領悟到，當你臣服於某種更大的力量時，奇蹟就會發生，於是你開始放下、開始信任。你開始練習在每個當下覺察你與神性的連結。你開始學會認出朝你而來的靈感，然後採取行動。你領悟到你能選擇你的生命，而不是控制你的生命。你領悟到你所能做的最棒的事，就是接受每個當下。在這個階段會發生許多奇蹟，而且它們會不斷令你感到驚歎。基本上，你時時刻刻生活在一種驚喜、讚歎和感恩的狀態中。

我已經進入第三階段，或許你現在也是。既然你一直和我一同馳騁在這條路上，那就讓我試著更深入地說明我的覺醒。這也許可以幫你爲即將經驗到的做好準備，或幫你更加了解你目前所經歷到的。

第一次參加修．藍博士的研討會時，我瞥見了神性。也就是在跟他相處的最初幾天裡，我的腦袋不再喋喋不休。我接受了一切，心裡湧起一種幾乎超越理解的平靜。愛成了我的咒語，成了在我腦海中不停播放的歌。

但我並不是從此不再瞥見神性。

每當我和修．藍博士在一起時，我都感覺到平靜。我確定這是一種音叉的共振效應，他的頻率影響了我，帶我進入和諧平靜的狀態。

在第二次的研討會上，我開始有了所謂的超自然心靈印象。我看到人們身邊的光環、看到圍繞在人們身邊的天使。我接收到一些畫面。我還記得看到一隻隱形的貓咪繞在娜瑞莎的脖子上，當我跟她說的時候，她笑了。不管我看到的是眞是假，它的確轉換了娜瑞莎的心情，讓她整個人眉開眼笑。

修．藍博士常常看見人們頭上浮著問號，這讓他知道在活動中該叫誰。每當他看到隱形的符號或隱形的存在時，他都會補充說：「我知道這聽起來很瘋狂，心理醫生是會把說這種話的人關起來的。」

當然，他說得沒錯，不過一旦開始覺醒，就無法往回看了。在我第一個「超越彰顯」週末活動中，我覺察到一些人的能量場，讓他們非常驚訝。我不能說這是天賦，因爲這其實是個開啓──我大腦中某個不曾使用的部分被打開、點亮了。現在，我如果想要看見就能看見。我告訴修．藍博士：「萬物似乎都在跟我說話，所有事物好像都有生命。」他會意地笑了。

在我舉辦的第二次「超越彰顯」週末活動中，我有了另一次頓悟的經驗——我瞥見了開悟、體驗到神性。那就好像有一扇窗戶打開了，在一瞬間，你和生命的本源合而為一。這很難解釋，就跟要我向你形容一種來自其他星球的花一樣難。但在瞥見那個之後，我消失了，然後感受到零極限轉化了我。這種經驗對我來說像是試金石，讓我可以重新體驗、重新回味。某種層次上來說，這棒透了，我好像有了一張回到極樂世界的門票；但從另一個層次來說，這只是另一個阻礙我經驗當下的記憶。我能做的只有不斷地清理。

有時在會議中，我會放鬆下來，讓眼睛失焦，然後我就能看見狀況背後的眞相。這就好像時間停止，或至少放慢了，讓我能夠感知到潛藏在生命之下的織錦畫。這有點像剝掉一幅畫的表層，去找尋藏在底下的大師傑作。你可以稱之為靈視力、X光眼，或神性的視力，我會說這是「喬·維泰利」（或「阿歐·庫」）消失在零的狀態中，或我的眼睛感知到它了。零極限確實存在，眞的存在。在那個地方，沒有困惑，一切清明。

我並不住在那樣的狀態中，我還是會回到所謂的現實裡，還是會面臨挑戰。當賴利·金問我是不是也有運氣不佳的一天，我說是，我還是有的。修·藍博士說我們總是會有問題，但荷歐波諾波諾是解決問題的方法。只要我持續地對神性說「我愛你」，不斷地清理，我就能回到零極限的所在。

來自零的信號就是「愛」——如果試著用字來形容的話。所以不斷地說「我愛你」，會幫助我們調整到那個信號的頻率。重複唸誦這句話，有助於抵銷妨礙你自身覺醒的記憶、程式、信念和限制。當我持續地清理，我就會持續把自己調整到純粹靈感的頻率；而當我對那靈感採取行動，超出我想像的美好奇蹟就會發生。我所要做的就是持續下去。

有些人認為注意去聽腦海裡出現的聲音語調，就可以知道那是不是靈感。一個朋友曾說：「我知道小我的聲音和靈感的聲音有什麼不同。小我的聽起來比較急迫，靈感的比較輕柔。」

我想這是在自欺欺人。不論是刺耳的聲音還是溫柔的聲音，都是從小我發出來的。即使是現在，當你閱讀這些文字的時候，你還是在跟自己說話，還是在質疑你正在閱讀的東西。你已經認同了那個聲音，認為那就是你。不是的，神性和靈感是在那些聲音背後。當你不斷地練習荷歐波諾波諾，你就會越來越清楚什麼是眞正的靈感，什麼不是了。

就像修．藍博士經常提醒我們的：「這不是速食店式的療癒方法，這是要花時間的。」

我再補充一下。覺醒在任何時候都可能發生，甚至在讀這本書、在散步，或是在撫摸小狗的時候。這跟狀況無關，而是跟你內在的狀態有關。而這一切都起始、也結束於一句美好的話：「我愛你」。

附錄一

零極限基本原則

永遠的平靜，現在、未來、永遠。

1 你對正在發生的事一點頭緒也沒有

不論有意識或無意識，要知道在你身上和你周圍正在發生的每一件事是不可能的。就是現在，在你沒有察覺的情況下，你的身體和大腦正在自我調整。無數不可見的信號在空中傳遞，從無線電波到思想形態，而這一切你完全無法有意識地感應到。你的確正在共同創造你自己的實相，但這一切都是無意識地發生，你的意識並不知道，也無法控制。這就是爲什麼你可以一直正面思考，卻依然窮困潦倒。你的意識並不是眞正的創造者。

2 你無法控制每一件事

很顯然地，如果你不知道正在發生的每一件事，你當然也無法控制一切。認爲你可以讓這世界遵照你的命令，只是一種滿足小我的追求。既然你的小我無法完全看透這個世界正在發生些什麼，那麼讓小我來決定什麼對你最好顯然是不智的。你可以選擇，但是你無法控制。你可以用你的意識開始去選擇你想經歷的事，但是你必須放下，不去管它是否會實現，或怎麼實現、何時實現。臣服才是關鍵。

3 你可以療癒發生的一切

無論你的生命中出現了什麼，無論它是怎麼來的，都需要你去療癒，只因爲它現在出現在你的感知範圍內。也就是說，如果你感覺得到，你就能治癒它；如果你在別人身上看到它，而這讓你困擾，那你就要療癒它。或者就像歐普拉曾經說過的（這是別人告訴我的）：「因爲你有，所以你看得出來。」你也許不明白爲什麼那會出現在你的生命裡，或那是怎麼發生的，但你現在可以放下，因爲你已經覺察到了。你療癒得越多，就越能清明地去實現你的期望，因爲你釋放了淤塞的能量，讓這些能量可以用來做其他的事。

4 你要對所有你經歷到的負百分之百的責任

發生在你生命中的事並不是你的錯，不過是你的責任。這種個人責任的觀念除了你所說、所做和所想的之外，也包括出現在你生命裡的其他人所說、所做和所想的一切。如果你對出現在你生命中的一切負起完全責任，那麼當別人發生問題時，那也是你的問題。這和第三條原則是相連的——原則三說的就是你可以療癒發生的一切。簡言之，對於你的現狀，你不能怪罪任何人或任何事，你所能做的就是負起責任，也就是接受它、擁有它、愛它。你療癒得越多，就越能與本源調和。

5 通往零極限的車票就是說那句「我愛你」

讓你獲得超越一切理解的平靜、讓你從療癒到彰顯的通行證，就是那句簡單的「我愛你」。向神性說「我愛你」會清理你內在的一切，這樣你就能體驗當下的奇蹟：零極限。重點就是要愛所有事物，愛這多餘的肥肉、愛這癮頭、愛這問題兒童，或是愛鄰居、伴侶——愛這一切。愛會轉化並釋放阻塞的能量，說「我愛你」，就能經歷到神性，就像說「芝麻開門」一樣。

6 靈感比意念更重要

意念是心智的玩具，靈感則是來自神性的指令。從某一刻起，你會臣服，然後開始傾聽，而不是乞求與等待。意念是小我以受限的觀點，企圖去控制生命；靈感則是從神性接收到訊息，並採取行動。意念發揮作用會帶來成果，靈感發揮作用則會帶來奇蹟。你比較喜歡哪一個？

附錄二

如何療癒自己或他人
並找到健康
財富與快樂

這裡有兩個有效的荷歐波諾波諾療法，可以用來治療你自己（或他人），療癒你察覺到的任何事。記住，你在別人身上看到的，也存在你之內，因此所有的療癒都是自我的療癒；除了你自己，沒有人需要進行這個療法。整個世界都在你手中。

第一個是莫兒娜用來療癒成千上百人的祈禱文，它很簡單，卻威力強大：

合而為一的神聖創造者、父親、母親、孩子啊……從創世之初到現在，如果我、我的家人、我的親友及我的祖先，在思想、言語、行為及行動上曾經觸犯過你、你的家人、你的親友和你的祖先，那麼我們請求你們的寬恕……讓這種清理、淨化和釋放剪斷所有負面的記憶、阻礙、能量和振動，並把這些不需要的能量，轉化為純淨的光……這一切就完成了。

第二個是修．藍博士喜歡的療癒方式。他會先說「對不起」和「請原諒我」，說這些話是要承認有某樣東西——在你不知道那是什麼的情況下——進入了你的身體／心智系統中，你不知道它是怎麼來的，也不需要知道。如果你過重，你只是感染了讓你超重的程式。而透過說「對不起」，你是在告訴神性你想請求原諒，為你內在帶來這種情況的任何事情請求原諒。你不是在請求神性寬恕你，而是在請求神性來幫你原諒你自己。

在那之後，你說「謝謝你」和「我愛你」。當你說「謝謝你」的時候，是在表達你的感激，表現你的信任，相信所有問題都會以對每個相關的人最好的方式獲得解決。而「我愛你」則讓阻塞的能量重新流動，也讓你與神性重新連結。因為零的狀態是純粹的愛之一，而且沒有極限，所以透過表達愛，你會到達那個狀態。

接下來要發生的事，就完全交給神性了，你也許會得到天啓，而採取某些行動。無論那是什麼，就採取行動吧。如果你不確定要採取什麼行動，就對你的困惑進行同樣的療癒方式；當你清淨了，你就會知道該做些什麼。

這就是新一代荷歐波諾波諾主要療癒方法的簡化版本。

附錄三

究竟是誰在作主？

伊賀列卡拉・修・藍博士

謝謝你和我一起閱讀這篇附錄，我很感激。

我熱愛荷歐波諾波諾大我意識法，以及夏威夷治療師——敬愛的莫兒娜·納拉瑪庫·西蒙那，她在一九八二年十一月仁慈地與我分享這個療法。

這篇文章是根據我二○○五年記錄在筆記本裡的想法寫成的。

二○○五年一月九日

即使搞不清楚到底怎麼回事，還是可以解決問題——領悟到這點令我感到全然的解放與喜悅。

生存的一部分目的就是為了要解決問題，這也是荷歐波諾波諾大我意識法的作用所在。而要解決問題，得先提出兩個疑問：我是誰？究竟是誰在作主？

理解宇宙的本質，就從蘇格拉底的洞見——認識你自己——開始。

二○○五年一月二十一日

究竟是誰在作主？

大多數的人，包括那些科學研究團體，都把這個世界看作一個物質實體。當前爲了找出心臟病、癌症和糖尿病的起因與療法，而針對DNA進行的研究就是最好的例子。

因果法則：物質模型

因	果
有瑕疵的DNA	心臟病
有瑕疵的DNA	癌症
有瑕疵的DNA	糖尿病
物質的	物質問題
物質的	環境問題

智力，也就是意識，認爲自己是解決問題的人，可以控制要讓什麼發生、要經歷什麼事。

丹麥作家諾瑞錢德在他的著作《使用者的錯覺》裡，爲意識畫了一幅不一樣的圖像。他引用多項學術研究，尤其是加州大學利貝特教授的研究，結果顯示：在意識做決定之前，決定就已經出現了，而智力對此毫無所悉，還認爲是它在做決定。

諾瑞錢德還引用某項研究，顯示每秒鐘有數百萬位元的資訊在流動，而我們的智力只能意識到其中的十五到二十位元。

如果不是智力或意識，那麼究竟是誰在作主？

二〇〇五年二月八日

重播的記憶支配著潛意識經歷的一切。

潛意識會模仿、重複重播的記憶，和這些記憶產生共鳴。潛意識的行動、理解、感受和決定，完全受記憶擺布。而意識在毫不知情的情況下，也是透過重播的記憶在運作。研究顯示，重播的記憶支配意識的經驗感受。

因果法則：
荷歐波諾波諾大我意識法

因	果
在潛意識重播的記憶	物質的──心臟病
在潛意識重播的記憶	物質的──癌症
在潛意識重播的記憶	物質的──糖尿病
在潛意識重播的記憶	物質問題──肉體
在潛意識重播的記憶	物質問題──世界

重播的記憶創造了潛意識裡的肉體和世界；肉體和世界極少以靈感的形式存在潛意識裡。

二〇〇五年二月二十三日

潛意識和意識，包括靈魂，都不會創造自己的念頭、思想、感受和行動。就像之前提過的，它們的經驗會與重播的記憶及靈感產生共鳴。

> 但人們可能會以自己的方式解釋事情
> 忽略這些事情本身的目的
>
> ——莎士比亞

我們必須了解，靈魂並不會創造自身的經驗，它的理解、感受、行爲和決定都由記憶支配。或者，在極少數的情況下，會由靈感支配。

要解決問題，最重要的是要了解：肉體和世界本身並沒有問題，它們是記憶在潛意識裡重播的結果！那麼究竟是誰在作主？

可憐的靈魂，我萬惡軀體的中心，
被你自己部署的反叛勢力所俘虜。
你的內在憔悴又強忍飢寒，
卻又爲何要竭力把軀殼裝扮得華麗非凡？

——莎士比亞，《十四行詩》第一四六首

二〇〇五年三月十二日

「空」是大我意識、心智和宇宙的基礎，是神性智慧將靈感注入潛意識之前的狀態。

（請見圖一）

科學家所知道的只是，宇宙從空無中來，也將回歸到空無中去。這個宇宙始於零，也終於零。

——查爾斯．席夫，《零的故事》

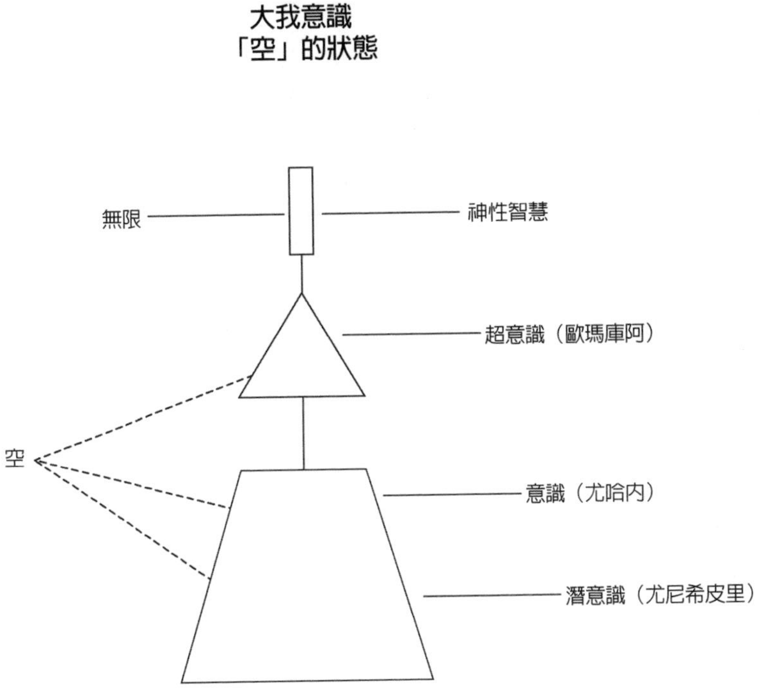
大我意識
「空」的狀態
無限
神性智慧
超意識（歐瑪庫阿）
空
意識（尤哈内）
潛意識（尤尼希皮里）

圖一：「空」的狀態

重播的記憶會取代大我意識的「空」，阻礙神性靈感的彰顯。要改正這樣的錯置、重新建立大我意識，必須透過神性智慧，將記憶轉化成「空」。

清理、清除、再清除，然後找到你自己的香格里拉。在哪裡？就在你之內。

——莫兒娜・納拉瑪庫・西蒙那

岩石造的高樓，銅鑄的牆，
沒有空氣的地牢，堅固的鐵鍊，
都無法留住靈性的力量。

——莎士比亞

二〇〇五年三月二十二日

存在是來自神性智慧的禮物，而這個禮物唯一的目的，就是要透過解決問題，重新建立大我意識。夏威夷有一種透過懺悔、原諒和轉化解決問題的古老療法，而荷歐波諾波諾大我意識法就是這個療法的新版本。

不要判斷人，否則你們也要受判斷；不要定人的罪，否則你們也要被定罪；寬恕人，你們也會被寬恕。

——耶穌，《路加福音：第六章》

大我意識由四個部分組成：神性智慧、超意識、意識和潛意識，而實行荷歐波諾波諾時，這四個部分都必須完全參與，合而為一地一起工作。問題是來自潛意識裡重播的記憶，而在解決問題的過程中，大我意識的每個部分都有它自己的獨特角色和功能。

超意識裡沒有記憶，它並不受潛意識裡重播的記憶的影響。超意識總是與神性智慧合一，不管神性智慧如何移動，超意識也跟著移動。

大我意識透過靈感和記憶運作。不論何時，潛意識都只能聽令於記憶或靈感的其中一個。大我意識的靈魂一次只能為一個主人服務，而那主人通常是花刺般的記憶，而不是玫瑰花般的靈感。（請見圖二）

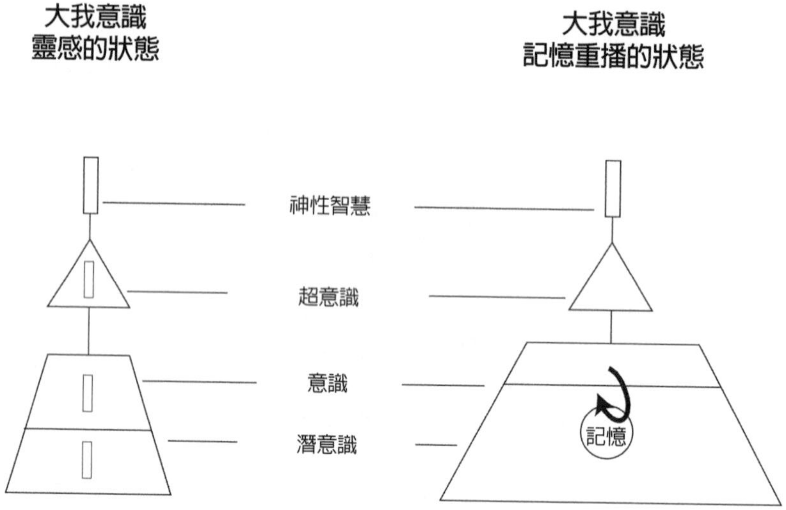

圖二：靈感的狀態與記憶重播的狀態

二〇〇五年四月三十日

我就是那個消費我自己悲痛的人。

——約翰・克萊爾

「空」是一切有生命與無生命的自我／大我意識的共同基礎及平衡者，它是整個宇宙不滅的、永恆的基礎，包括可見及不可見的。

我們相信這些眞理不言而喻，所有人類（所有生命形式）都是生而平等的……

——湯瑪斯・傑弗遜，《美國獨立宣言》

重播的記憶會取代大我意識的共同基礎，將心智的靈魂帶離它在「空」與無限中本來的位置。雖然記憶會取代「空」，卻無法摧毀「空」。空無怎麼可能被摧毀呢？

起內鬨的家庭難以維繫。

——林肯

二〇〇五年五月五日

要讓大我意識時時刻刻都是大我意識，必須不間斷地實行荷歐波諾波諾。跟記憶一樣，荷歐波諾波諾永遠不能休假、永遠不能退休、永遠不能睡覺、永遠不能停止，因爲……

……在你快樂的日子裡不要忘記
不知名的惡魔（重播的記憶）正在背後成形！

——傑弗瑞．喬叟，《坎特伯雷故事集》

二〇〇五年五月十二日

意識可以啓動荷歐波諾波諾療法去釋放記憶，或者，它也可以讓記憶忙著責難及思考。（請見圖三）

荷歐波諾波諾大我意識
（解決問題）
懺悔與原諒

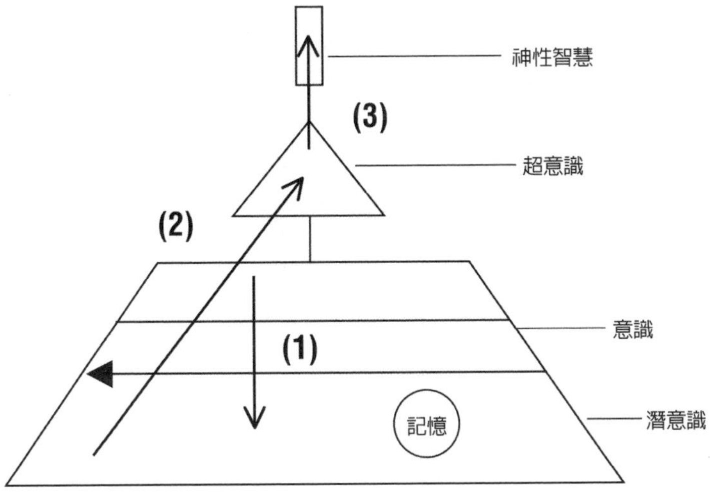

圖三：懺悔與原諒

①意識啓動荷歐波諾波諾問題解決法，祈求神性智慧將記憶轉化至「空」。意識承認問題來自潛意識裡重播的記憶，而它要爲這些記憶負百分之百的責任。這個祈願會從意識往下移動到潛意識。（請見圖四）

②往下移動到潛意識的祈願會輕輕攪動記憶，以便轉化。然後，祈願會從潛意識往上移動到超意識。

③超意識會重新檢視這個祈願，並做出適當的改變——超意識因爲與神性智慧頻率一致，所以有能力重新檢視，並做出改變。之後，祈願會被往上送到神性智慧，做最後的審視和考慮。

④重新審視過從超意識送來的祈願以後，神性智慧會將用來轉化的能量往下送到超意識裡。

⑤接著，用來轉化的能量就從超意識往下流入意識裡。

⑥再接著，用來轉化的能量會從意識往下流到潛意識。這個能量會先中和指定的記憶，然後被中和的記憶就會釋放到貯藏中，留下「空」。

荷歐波諾波諾大我意識
（解決問題）
透過神性智慧的轉化

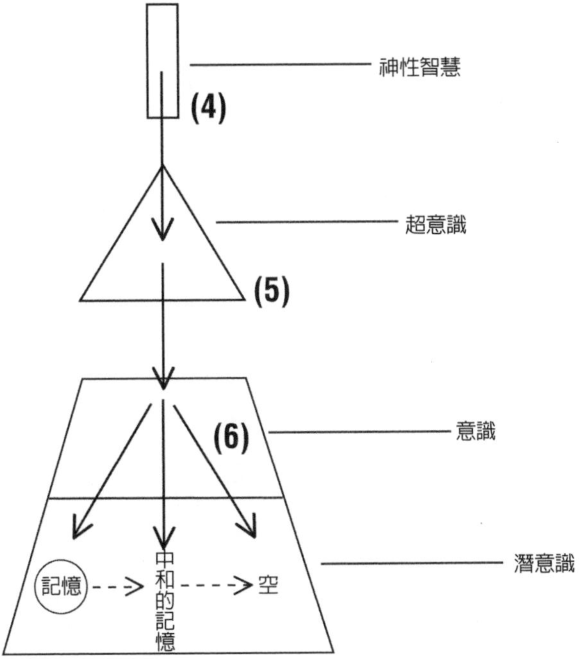

圖四：透過神性智慧的轉化

二〇〇五年六月十二日

思考和責難是重播的記憶。（請見圖二）

靈魂在不知道究竟發生什麼事的情況下，仍然可以被神性智慧啓發。要得到靈感與神性創造力的唯一要求，就是大我意識要一直是大我意識。而要一直是大我意識，就必須持續地清理記憶。

記憶是潛意識固定的同伴，從來不會離開潛意識去休假、去退休。它們會不間斷地重播，永不停止！

〈法學家的故事〉

喔，那突然靠近的憂愁

對世俗的極樂灑上悲傷

終結了所有現實努力的喜悅！

憂愁占領了我們堅持的目標。

爲了你的安全請再想想，

在你快樂的日子裡不要忘記
不知名的惡魔正在背後成形！

——傑弗瑞．喬叟，《坎特伯雷故事集》

想要永遠終結和記憶的關連，記憶必須被徹底地清除。

一九七一年在愛荷華州，我第二次徹頭徹尾地墜入愛河——親愛的M，我的女兒，出生了。

看著我的妻子在照顧M，我感覺到自己對她們的愛越來越深刻。我現在愛著兩個最棒的人。

那年夏天我完成了在猶他州的研究所學業，我和妻子必須做出選擇：要回去夏威夷，還是到愛荷華州繼續念研究所。

我們在愛荷華州的生活才剛剛開始，立刻就面臨了兩個困難。第一個困難是，自從我們把M從醫院帶回來後，她就哭個不停。

第二個困難是，愛荷華州正經歷本世紀最糟糕的冬天。連續幾個星期，我每天早上都要在屋子裡用力地踢公寓大門的底部，然後再用手去搥打門的邊緣，把埋住門另外一邊的冰塊弄掉。

大概在一歲左右，M的毯子上出現血漬。直到現在寫出這個句子，我才發現她會哭個不停是因爲她的皮膚出現嚴重問題，那個問題後來才被診斷出來。

在許多夜晚，當我看到M在斷斷續續的睡眠中不停地搔癢，我常常無助地哭泣。類固醇對她一點幫助也沒有。

到了三歲，血不停地從M手肘和膝蓋彎曲部分的裂縫中滲出來，也從她手指和腳趾關節周圍的裂縫中流出。她手臂內側和脖子周圍都被粗糙的硬皮覆蓋住了。

九年後的某一天——我們那時已經回到夏威夷了——我和M還有她妹妹正在開車回家的路上。突然間，在沒有事先計畫的情況下，我發現自己把車子調頭，往我位於威基基的辦公室開去。

「喔，你們大家來看我了。」莫兒娜在我們三個人踏進她辦公室時輕輕地說。她一邊把桌上的文件移開，一邊抬起頭看著M。「你想問我什麼問題嗎？」她溫柔地說。

M伸出雙臂，露出她多年的痛苦與悲傷，那些悲痛的記號從上到下蝕刻在她手臂上，像寫滿文字的腓尼基卷軸。「好。」莫兒娜回應了一聲，然後閉上雙眼。

莫兒娜當時在做什麼？這個荷歐波諾波諾大我意識法的創始人正在實行荷歐波諾波諾大我意識法。一年後，長達十三年的流血、結疤、痛苦、悲傷和藥物都結束了。

——荷歐波諾波諾大我意識法的學生筆

二〇〇五年六月三十日

生命的目的就是要成爲大我意識，因爲神性完全依照祂的樣貌——空和無限——創造了大我意識。

生命所有的經驗都是在表達重播的記憶和靈感。沮喪、思考、責難、貧窮、憎恨、怨恨和悲傷就像莎士比亞在他的一首十四行詩裡寫下的，是「過往遺憾的悲嘆」。

意識可以選擇不間斷地清理，或是選擇讓記憶不間斷地重播問題。

二〇〇五年十二月十二日

意識單獨運作是對神性智慧最珍貴的禮物——大我意識——的無知，也是對問題眞實面貌的無知，這樣的無知讓問題的解決徒勞無益。可憐的靈魂就一直被留在持續又不必要的悲傷中。多讓人難過啊！

意識必須認識到大我意識的禮物——「超越一切理解的富足」。

大我意識和它的創造者——神性智慧——一樣，都是永生不滅的。無知的後果就是世世代代都活在毫無意義且永不間斷的貧窮、疾病、戰爭和死亡所形成的錯誤實相裡。

二〇〇五年十二月二十四日

物質世界表達出在大我意識靈魂裡發生的記憶和靈感。改變大我意識的狀態，會改變物質世界的狀態。

究竟是誰在作主？靈感，還是重播的記憶？選擇就在意識的手中。

二〇〇六年一月七日（跳到二〇〇六年）

以下是荷歐波諾波諾大我意識法的四個問題解決步驟，可以透過清空在潛意識裡重播問題的記憶，來重建大我意識。

①「**我愛你**」：當靈魂經歷到重播問題的記憶時，輕輕地，或是在腦海裡對這些記憶說：「我愛你，親愛的記憶。我很感激有這個把我和你們全部釋放的機會。」你可

以一次又一次、安靜地重複說「我愛你」。記憶永遠不會休假或退休，除非你辭退它們。「我愛你」甚至可以在你沒有意識到問題的時候使用，例如在你要從事任何活動之前，像是打電話或接電話，或是要上車到某處之前。

要愛你們的仇敵，好好對待仇視你的人。

——耶穌，《路加福音：第六章》

②**「謝謝你」**：這個步驟可以和「我愛你」一起使用，或代替「我愛你」。跟「我愛你」一樣，「謝謝你」可以一遍又一遍在腦海裡重複。

③**藍色太陽水**：喝大量的水是一個很棒的問題解決方式，尤其是喝藍色太陽水。找一個蓋子不是金屬的藍色玻璃容器，把自來水注入這個容器裡，然後把藍色玻璃容器放在太陽光或白熱燈泡（不要用日光燈）底下照射最少一個小時。當水接受過太陽光作用以後，就可以用在很多地方——可以拿來喝、拿來烹調，或者在洗過澡後再拿來沖洗身體。蔬菜和水果就非常喜歡被藍色太陽水洗滌！就像「我愛你」和「謝謝你」這兩個步驟一樣，藍色太陽水會清空在潛意識裡重播問題的記憶。所以，把記憶喝掉吧！

④**草莓和藍莓**：這兩種水果可以清空記憶。新鮮或乾燥的都可以，也可以是果醬、果凍，甚至是冰淇淋上面的糖漿！

二〇〇五年十二月二十七日（跳回二〇〇五年）

幾個月前，我有了一個主意，想要製作一張讓荷歐波諾波諾大我意識法裡面的必要角色「自我介紹」的詞彙表。你有空的時候可以多跟它們認識認識！

大我意識：我是大我意識。我是由四個元素組成的：神性智慧、超意識、意識和潛意識。我是由神性智慧完全依照祂的樣貌──空和無限──而創造的。

神性智慧：我是神性智慧。我就是無限。我創造了大我意識和靈感，我將記憶轉化至「空」。

超意識：我是超意識，負責監督意識和潛意識。意識會啟動荷歐波諾波諾，向神性智慧祈求，而我就要審視那個祈求，並做出適當的改變。我不受潛意識裡重播的記憶影響。我和神聖的創造者總是合一的。

意識：我是意識。我擁有的禮物是選擇。我可以讓持續不斷的記憶支配我和潛意識的經驗，或者，我可以透過不間斷地實行荷歐波諾波諾來釋放記憶。我可以向神性智慧祈求指引。

潛意識：我是潛意識。我是創世以來所有累積記憶的貯藏室。我是經驗以重播的記憶或靈感的形式出現的地方，我是肉體和世界以重播的記憶或靈感的形式存在的地方，我是問題化身爲做出反應的記憶所居住的地方。

空：我是「空」，是大我意識和宇宙的基礎。我是來自神性智慧——也就是無限——的靈感所在的地方。潛意識裡重播的記憶可以取代我、阻礙來自神性智慧的靈感流入，卻無法摧毀我。

無限：我是無限，也就是神性智慧。脆弱玫瑰花一般的靈感從我流入大我意識的「空」，卻輕易地被花刺般的記憶取代。

靈感：我是靈感。我是無限，也就是神性智慧的創造物。我從「空」顯化到潛意識裡，以全新事件的形式被經驗到。

記憶：我是記憶，是潛意識裡過去經驗的紀錄。當我一被觸動，就會重播過去的經驗。

問題：我是問題，是潛意識裡再次重播過去經驗的記憶。

經驗：我是經驗，是潛意識裡記憶重播或靈感的結果。

運作系統：我是運作系統。我以「空」、靈感和記憶來運作大我意識。

荷歐波諾波諾：我是荷歐波諾波諾。我是一種古老的夏威夷問題解決法，一九八三年被授予夏威夷州人間國寶稱號的莫兒娜·納拉瑪庫·西蒙那為了適用於當今社會，而將我更新。我由三個元素組成：懺悔、原諒和轉化。我是由意識啓動的祈求，祈求神性智慧清空記憶、重新建立大我意識。我起始於意識。

懺悔：我是懺悔。我是意識向神性智慧祈求轉化記憶至「空」，而啓動的荷歐波諾波諾的起點。透過我，意識承認它對於創造、接受及累積在潛意識裡重播問題的記憶負有責任。

原諒：我是原諒。我和懺悔都是意識發出的祈求，祈求神聖創造者轉化潛意識裡的記憶至「空」。意識不只感到懊悔，也祈求神性智慧的原諒。

轉化：我是轉化。神性智慧使用我去中和、釋放潛意識裡的記憶至「空」。只有神性智慧可以使用我。

富足：我是富足。我是大我意識。

貧乏：我是貧乏。我是取代的記憶。我取代大我意識，阻礙來自神性智慧的靈感注入潛意識中！

祝福你擁有超越一切理解的平靜。

願平靜與你同在

伊賀列卡拉・修・藍博士

國家圖書館出版品預行編目資料

零極限——創造健康、平靜與財富的夏威夷療法／喬・維泰利（Joe Vitale）、伊賀列卡拉・修・藍（Ihaleakala Hew Len）合著；宋馨蓉 譯；-- 初版 -- 臺北市：方智，2009.04
288 面；14.8×20.8公分 --（新時代系列；135）
譯自：Zero Limits: The Secret Hawaiian System for Wealth, Health, Peace, and More

ISBN 978-986-175-147-4（平裝）

1. 宗教療法 2. 靈修 3. 成功法
418.982 98002573

The Eurasian Publishing Group 圓神出版事業機構 用心與你對話・視野無限寬廣
方智出版社 Fine Press

http://www.booklife.com.tw reader@mail.eurasian.com.tw

新時代系列 135

零極限——創造健康、平靜與財富的夏威夷療法

作　　者／喬・維泰利（Joe Vitale）
　　　　　伊賀列卡拉・修・藍博士（Ihaleakala Hew Len, PhD.）
譯　　者／宋馨蓉
發 行 人／簡志忠
出 版 者／方智出版社股份有限公司
地　　址／台北市南京東路四段50號6樓之1
電　　話／（02）2579-6600・2579-8800・2570-3939
傳　　真／（02）2579-0338・2577-3220・2570-3636
郵撥帳號／13633081　方智出版社股份有限公司
總 編 輯／陳秋月
資深主編／賴良珠
責任編輯／黃淑雲
美術編輯／劉語彤
行銷企畫／吳幸芳・崔曉雯
印務統籌／林永潔・高榮祥
監　　印／高榮祥
校　　對／賴良珠・黃淑雲
排　　版／杜易蓉
經銷商／叩應股份有限公司
法律顧問／圓神出版事業機構法律顧問　蕭雄淋律師
印　　刷／祥峰印刷廠
2009年4月　初版
2024年4月　163刷

Zero Limits: The Secret Hawaiian System for Wealth, Health, Peace, and More

定價 280 元　ISBN 978-986-175-147-4